bhv PRAXIS

Bildbearbeitung mit Gimp 2.8

Winfried Seimert

bhv PRAXIS

Bildbearbeitung mit Gimp 2.8

bhv

Bibliografische Information der Deutschen Nationalbibliothek

Die Deutsche Nationalbibliothek verzeichnet diese Publikation in der Deutschen Nationalbibliografie; detaillierte bibliografische Daten sind im Internet über <http://dnb.d-nb.de> abrufbar.

Bei der Herstellung des Werkes haben wir uns zukunftsbewusst für umweltverträgliche und wiederverwertbare Materialien entschieden.

Der Inhalt ist auf elementar chlorfreies Papier gedruckt.

ISBN 978-3-8266-7561-4
1. Auflage 2012

E-Mail: kundenbetreuung@hjr-verlag.de

Telefon: +49 89/2183-7928
Telefax: +49 89/2183-7620

Printed in Germany

Lektorat: Steffen Dralle
Korrektorat: Frauke Wilkens
Satz: Petra Kleinwegen

Inhalt

Einleitung

Es ist schon erstaunlich, dass es da ein Bildbearbeitungsprogramm gibt, das gleichsam zu einer Gattungsbezeichnung geworden ist und fast 1000 Euro kostet. Noch mehr erstaunt, dass es oft auch im privaten und semiprofessionellen Bereich eingesetzt wird, wo sich die Investition oft nicht auszahlt.

Wäre es nicht schön, wenn es ein Programm gäbe, das über eine sehr gute Retusche- und Montagetechnik verfügt, diverse Automatikfunktionen zur Bildkorrektur bietet, die gute Ergebnisse liefern, sowie vielfältige Funktionen, Werkzeuge und Filter mitbringt und vor allem im Wesentlichen dem Klassenprimus in fast nichts nachsteht und nichts kostet?

Das gibt es nicht? Doch! Es heißt GIMP und liegt in der aktuellen Version 2.8 vor. Die Abkürzung steht für *GNU Image Manipulation Program* und bedeutet, dass es sich um ein Programm aus der Open-Source-Gemeinde handelt, das lediglich unter der GNU GPL (*General Public License* für freie Software) steht. Lange Zeit war das Programm unter Linux und Mac OS wohl eine der bekanntesten Anwendungen auf diesem Gebiet und hat mittlerweile unter Windows sehr viele Anhänger gewinnen können. Doch egal mit welchem Betriebssystem Sie arbeiten, das Programm erfüllt fast alle Ansprüche für die Erstellung, Gestaltung und Bearbeitung Ihrer Grafikdateien, wartet mit allen gängigen Funktionen auf und leistet oftmals mehr als so manches Kaufprogramm.

Gewiss, auf den ersten Blick kommt GIMP ganz unscheinbar daher. Aber lassen Sie sich davon nicht täuschen! Hinter der „Programmfassade" verbirgt sich eine vielseitige Bildbearbeitungssoftware. Ob einfache Bildoptimierung oder aufwendige Fotoretusche, Sie werden sehen, dass Ihnen dies kostenlose Bildbearbeitungsprogramm in fast allen Situationen die passenden Werkzeuge an die Hand gibt.

Konzeption des Buches

Dieses Praxisbuch soll Ihnen den Einstieg in das Programm erleichtern. Es erhebt keinen Anspruch auf Vollständigkeit in der Erläuterung der verfügbaren Funktionalität von GIMP. Betrachtet werden hauptsächlich solche Aspekte, die für die Umsetzung der gängigen Praxisaufgaben benötigt werden. Erwarten Sie allerdings keine „Kochrezepte" für alle Zwecke. Man lernt am besten durch Tun, durch häufiges Ausprobieren verschiedener Einstellungen der Bildbearbeitungswerkzeuge, und zwar an den eigenen Fotos, und gleichzeitiges Beobachten, wie sich eine Einstellung auswirkt.

Und nun viel Spaß, Geduld und Erfolg beim Kennenlernen und Ausprobieren!

1 Basiswissen

Ziele

- ⇨ Sie mit dem Notwendigsten an Wissen versorgen
- ⇨ GIMP herunterladen, installieren und starten
- ⇨ Mit der Benutzeroberfläche vertraut machen

Schritte zum Erfolg

- ⇨ GIMP installieren
- ⇨ Elemente des GIMP-Bildschirms kennenlernen
- ⇨ Starten und beenden

Sie sind allgegenwärtig und ständig dabei: moderne Digitalkameras. Sie gibt es in allen Größen und sie sind in vielen Mobiltelefonen eingebaut. Deshalb ist es auch ganz einfach, schnell mal einen Schnappschuss beim Geburtstag, gemütlichen Zusammensein oder bei profanen alltäglichen Situationen zu machen.

So gut diese Kameras sind, so sind doch nicht alle Bilder so, wie man sie haben möchte. Da keimt dann rasch der Wunsch auf, das ein oder andere zu ändern. Und mit GIMP haben Sie ein umfassendes Hilfsmittel zur Hand, das nahezu alle Ihre Bedürfnisse befriedigen dürfte.

GIMP für lau

GIMP ist – im Gegensatz zu vielen Bildbearbeitungsprogrammen – für lau zu bekommen. Sie müssen es sich lediglich aus dem Internet herunterladen.

WEB

Eine gute Anlaufstelle ist die Adresse *http://www.gimpusers.de/*.

Rufen Sie diese Adresse auf und klicken Sie dort auf den Hyperlink *Download*. Anschließend scrollen Sie die Seite ein wenig nach unten, um zur entsprechenden Version zu gelangen.

TIPP

Das lustige Maskottchen von GIMP, das Sie des Öfteren anblickt, heißt übrigens Wilber.

Mit einem Klick auf den Hyperlink *Download* beginnt das Herunterladen.

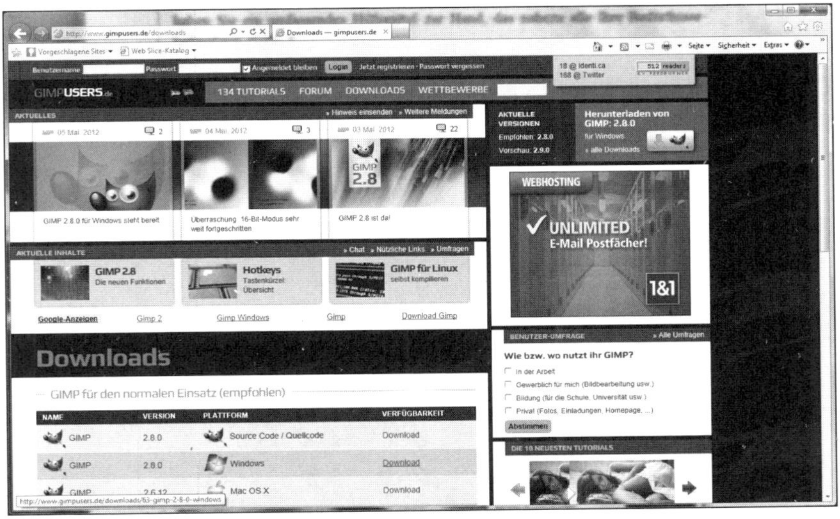

Abb. 1.1: Die Seite mit den Downloads

Ist der Vorgang abgeschlossen, finden Sie eine ausführbare Installationsdatei auf Ihrem Rechner vor, die Sie durch Doppelklicken auf dem PC installieren können.

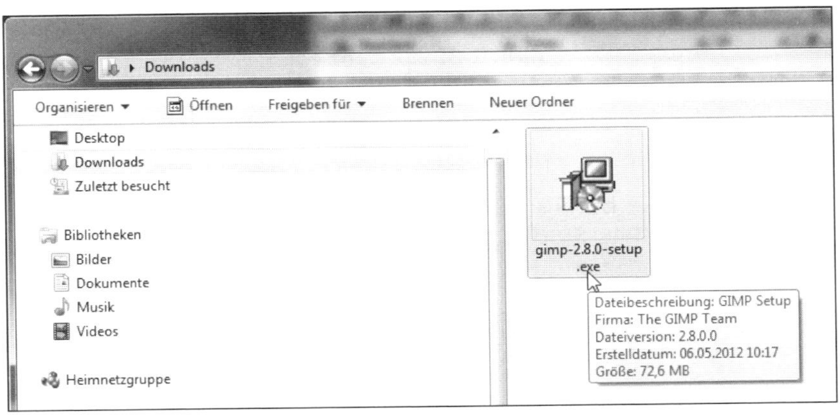

Abb. 1.2: Einfach doppelklicken

Der recht kurze Installationsvorgang ist dialoggesteuert und Sie müssen lediglich den Anweisungen folgen.

GIMP starten

Das Programm können Sie mit einem Doppelklick über das Desktopsymbol oder über das Windows-Startmenü *Start / (Alle) Programme / GIMP 2* starten.

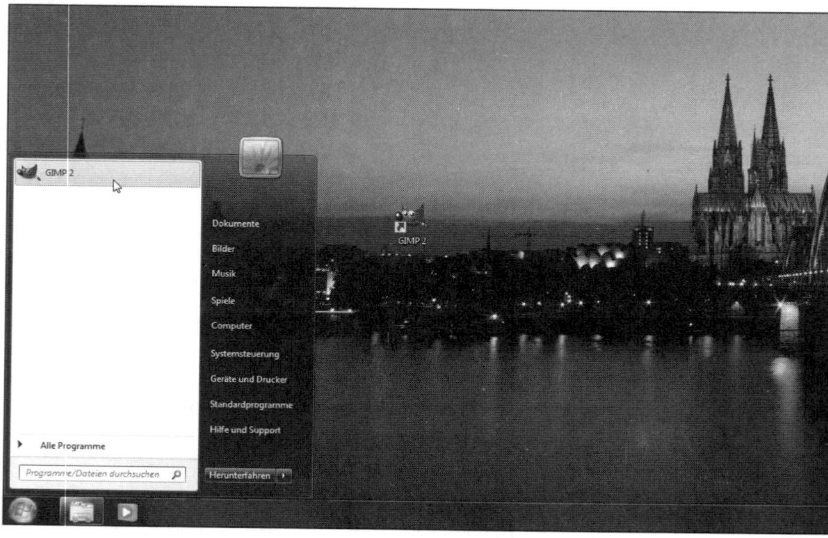

Abb. 1.3: Los geht es!

TIPP

Verwenden Sie bereits Windows 8, klicken Sie auf die entsprechende Kachel im Startbildschirm.

Nach dem Start erscheint die Arbeitsoberfläche der Software und Sie werden sicherlich voller Ungeduld gleich loslegen wollen.

GIMP kennenlernen

Beim ersten Mal ist es jedoch hilfreich, wenn Sie sich zunächst einmal mit der neuen Arbeitsumgebung vertraut machen. Auf diesem Bildschirm befinden sich alle wichtigen Elemente, die Ihnen in Zukunft immer wieder begegnen werden. Die Menüführung von GIMP ist übersichtlich: Alle wichtigen Funktionen sind in Funktionsleisten zusammengefasst.

Betrachten Sie den Bildschirm zunächst einmal genauer:

Neben den üblichen Bestandteilen eines Fensters fallen Ihnen sicherlich sofort ein paar nicht alltägliche Elemente auf, die für einen Windows-Anwender zunächst einmal etwas gewöhnungsbedürftig sind. So fällt sofort auf, dass die Dialogfenster und die Werkzeugleiste nicht verankert sind, sondern frei schweben.

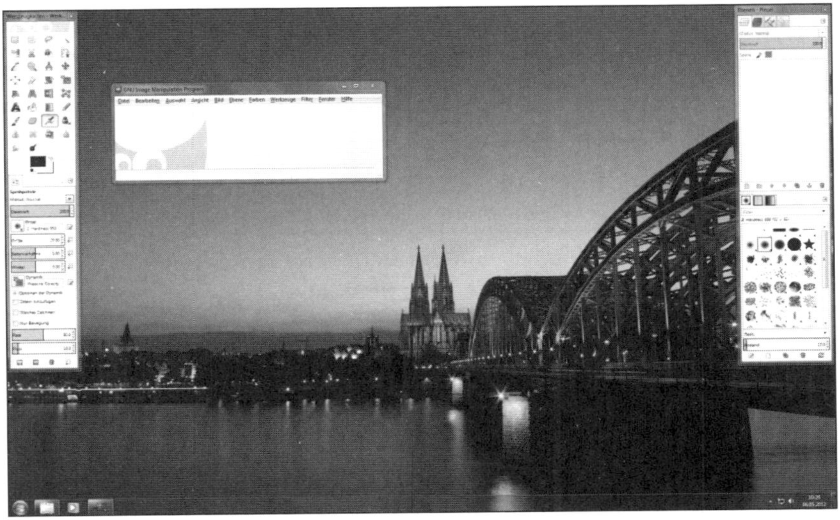

Abb. 1.4: GIMP nach dem ersten Start

Diese Anordnung hat den Vorteil, dass Sie die Fenster problemlos dorthin schieben können, wo Sie mögen, und Sie sie mal schnell aus dem Weg räumen können, wenn sie stören.

Möchten Sie eine unter Windows vertraute Ansicht haben, wählen Sie die Befehlsfolge *Fenster / Einzelfenster-Modus*, und schon werden die Elemente verankert.

Diese Ansicht wird in diesem Buch verwendet, sodass sich der Bildschirm jetzt wie folgt präsentieren sollte:

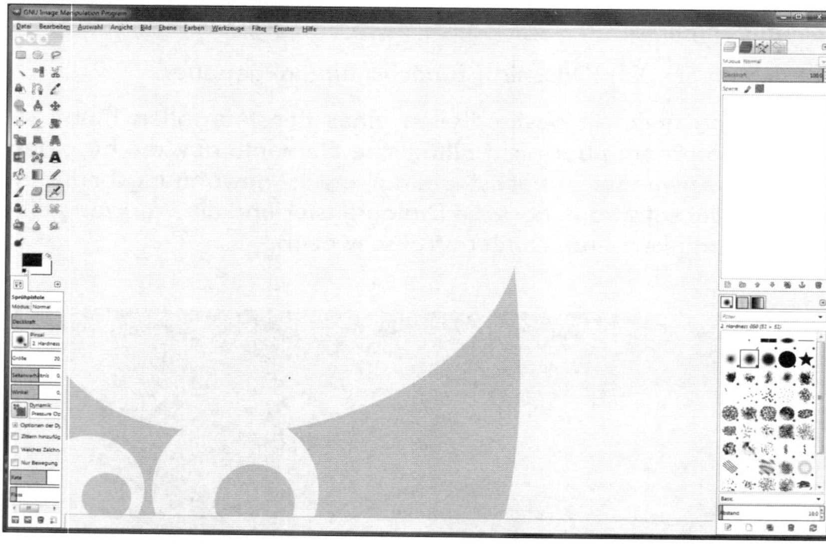

Abb. 1.5: GIMP mit verankerten Elementen

Werkzeugkasten

Auf der linken Seite finden Sie den sogenannten *Werkzeugkasten*. Dieser enthält alle Werkzeuge, die Sie zur Bildbearbeitung benötigen.

Je nachdem, welche Aktion Sie durchführen möchten, muss in GIMP vorher das benötigte Werkzeug ausgewählt werden. Die Mauswerkzeuge sind übersichtlich in einer eigenen Funktionsleiste, dem *Werkzeugkasten*, angeordnet.

Sie können sich diesen breiter anzeigen lassen, wenn Sie mit der Maus auf den rechten Rand zeigen und bei Veränderung des Cursors mit gedrückter Maustaste nach rechts ziehen.

Im Verlauf dieses Buches werden Sie eine Reihe von Schaltflächen und deren Bedeutung kennenlernen. Damit Sie den Überblick behalten, hat Ihnen GIMP eine kleine Hilfe zur Seite gestellt. Wenn Sie den Mauszeiger auf eine der Schaltflächen platzieren und einen Augenblick warten, erscheint ein kleiner gelber Hinweis, der Ihnen anzeigt, was sich hinter der Schaltfläche verbirgt.

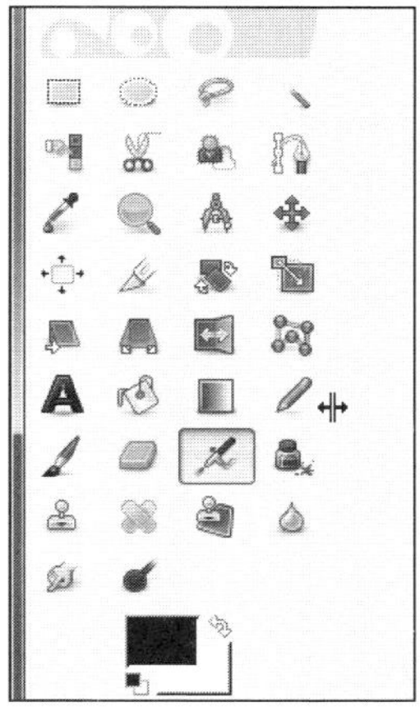

Abb. 1.6: Den Werkzeugkasten verbreitern

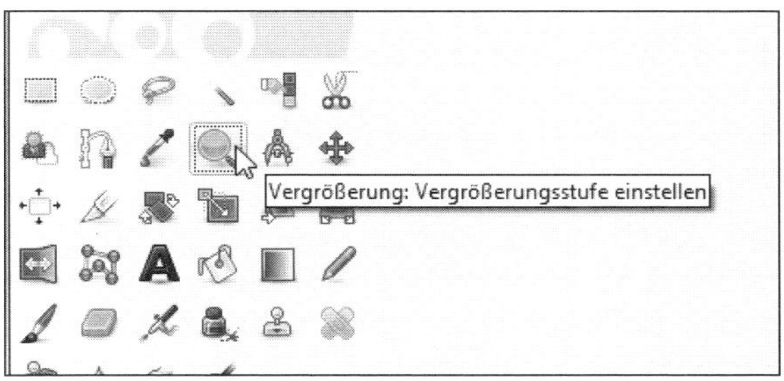

Abb. 1.7: Jedes Werkzeug verfügt über eine Erklärung

Das Werkzeug selbst aktivieren Sie durch einen einfachen Mausklick. Ein ausgewähltes Werkzeug erkennen Sie daran, dass es hervorgehoben dargestellt wird.

Einige dieser Werkzeuge dienen zum Auswählen, Bearbeiten und Anzeigen von Bildern, während andere zum Malen und Zeichnen oder zur Texteingabe vorgesehen sind. Dabei ist den verschiedenen Werkzeugen jeweils ein Symbol zugeordnet.

Fast alle Werkzeuge verfügen über Einstellmöglichkeiten. So können Sie beispielsweise für das Werkzeug *Pinsel* die *Deckkraft* mithilfe eines Schiebereglers festlegen. Zeigen Sie auf den rechten Rand des

Balkens und ziehen Sie ihn in die entsprechende Richtung. Alternativ können Sie auch die kleinen Drehpfeile am rechten Rand des Feldes verwenden.

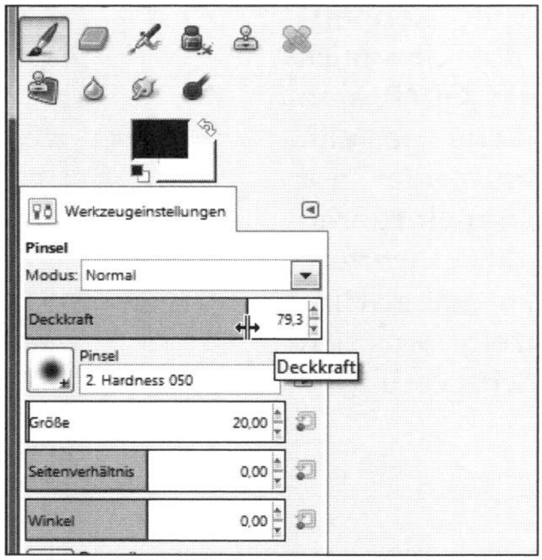

Abb. 1.8: Die Werkzeugeigenschaften des Werkzeugs Pinsel

Manchen Werkzeugen lässt sich eine Farbe zuordnen, beispielsweise auch dem Werkzeug *Pinsel*.

Aktivieren Sie zuerst das jeweilige Werkzeug und klicken Sie anschließend einfach in das Farbfeld, das sich am unteren Rand des Werkzeugkastens befindet. Dabei gilt zu beachten, dass Sie hier zwei Farben gleichzeitig festlegen können: die *Vordergrundfarbe* (vorderes Feld), die Sie über die linke Maustaste verwenden, und die *Hintergrundfarbe* (hinteres Feld). Per Klick auf den Eckpfeil tauschen Sie diese beiden Farben gegeneinander aus.

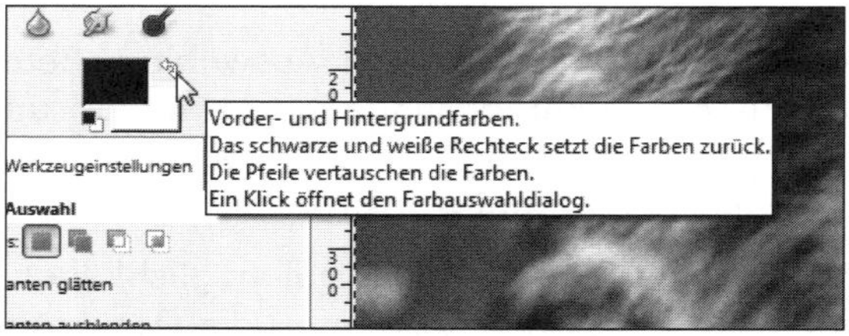

Abb. 1.9: Vorder- und Hintergrundfarbe austauschen

Wünschen Sie eine andere Farbe als die voreingestellte, klicken Sie auf eines der Farbfelder. Augenblicklich öffnet sich eine Farbpalette (im Beispiel *Vordergrundfarbe ändern*), über die Sie nun die gewünschte Farbe festlegen. Mithilfe der Registerkarten, die sich oberhalb der Palette befinden, können Sie zwischen unterschiedlichen Palettenarten wechseln.

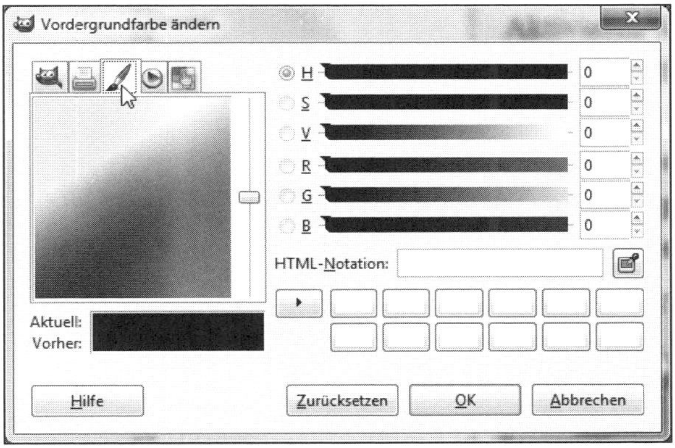

Abb. 1.10: Eine Farbe einstellen

Mit einem Klick auf *OK* wird die gewählte Farbe übernommen.

Möchten Sie eine Farbe direkt von Ihrem Bildschirm verwenden, klicken Sie auf das Werkzeug *Farbpipette* und nehmen eine Probe, indem Sie die gewünschte Farbe anklicken.

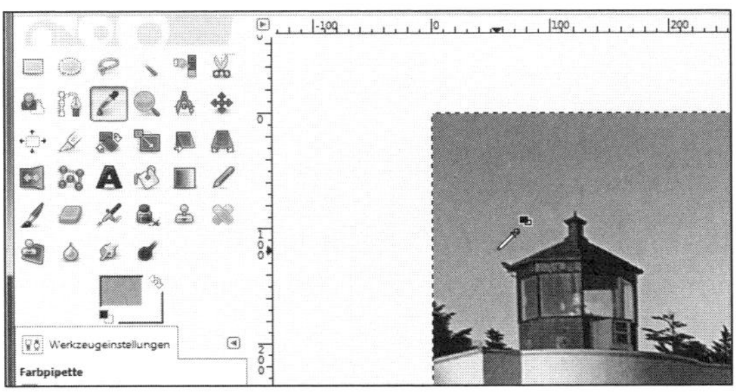

Abb. 1.11: Eine Farbe aufnehmen

Diese wird anschließend in die Farbpalette übernommen.

Andockbare Dialoge

Auf der rechten Seite präsentiert Ihnen GIMP eine Reihe von andockbaren Dialogen. In diesen kleinen Fenstern, die eine mehr oder minder große Anzahl von Symbolen und Einstellmöglichkeiten aufweisen, sind Funktionen zu der jeweiligen Thematik zusammengefasst, deren Befehle per Mausklick ausgeführt werden können. Einige Anwendungen lassen sich sogar nur über diese Dialoge verwirklichen.

Über die *Reiter* am oberen Rand können Sie den betreffenden Dialog durch Anklicken aktivieren.

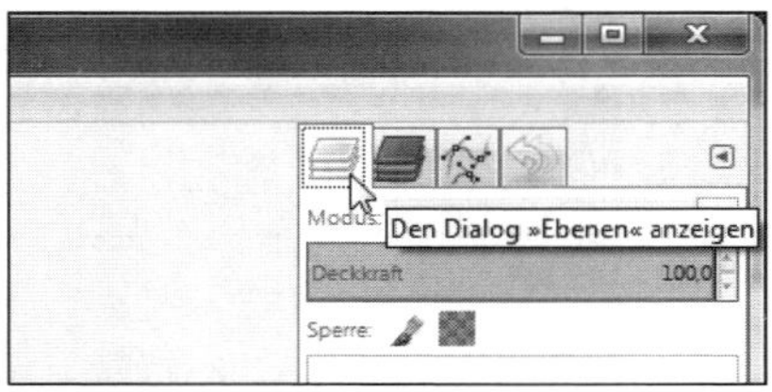

Abb. 1.12: Die Reiter dienen zum Umschalten

Um einen Reiter zu konfigurieren, klicken Sie auf den kleinen nach links weisenden Pfeil am rechten Rand. Dadurch erhalten Sie ein Menü, in dem Sie die gewünschte Option auswählen können (siehe Abbildung 1.13).

Wie Sie diesem Menü entnehmen können, lassen sich die Reiter auf vielfältige Weise verändern.

TIPP

Möchten Sie später einmal alle Reiter verschwinden lassen, drücken Sie die [Tab]-Taste. Dadurch werden die Reiter ausgeblendet und Sie haben freie Sicht auf das Foto. Ein weiteres Drücken der [Tab]-Taste blendet dann die Reiter wieder ein.

Gegenwärtig nicht sichtbare Dialoge können Sie über die Befehlsfolge *Fenster / Andockbare Dialoge* auf den Bildschirm bringen (siehe Abbildung 1.14).

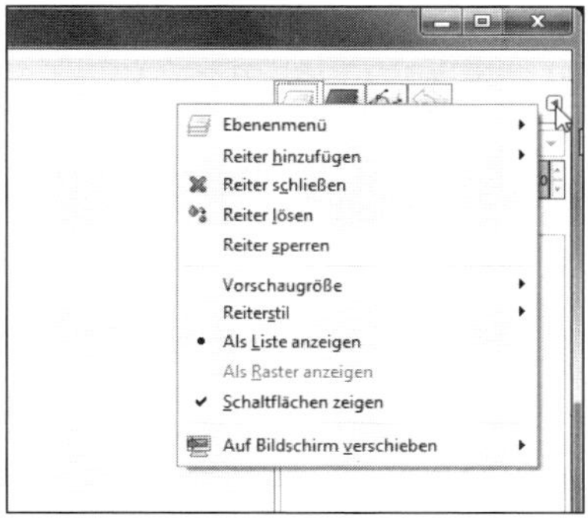

Abb. 1.13: Einen Reiter konfigurieren

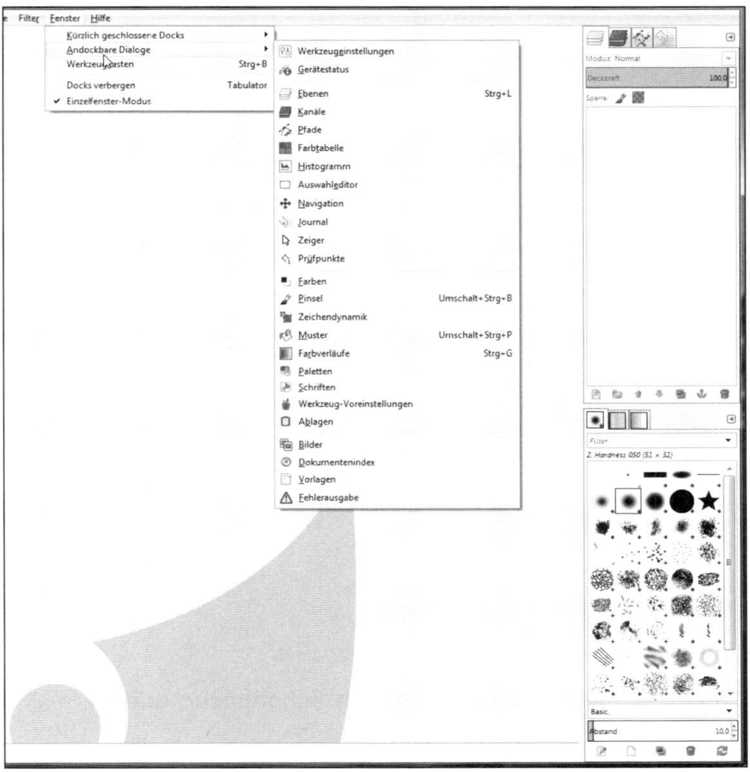

Abb. 1.14: Alle andockbaren Dialoge auf einen Blick

Zum Schluss sollten Sie noch einen Blick auf das *Journal* werfen. Dieses zeichnet nämlich alle Veränderungen auf, die Sie an einem Bild vornehmen. Und so lassen sich einzelne Arbeitsschritte gezielt und ohne viel Aufwand rückgängig machen. Möchten Sie beispielsweise eine Änderung löschen, suchen Sie den entsprechenden Eintrag in der Liste heraus und klicken auf den gelben Pfeil (*Die letzte Operation rückgängig machen*).

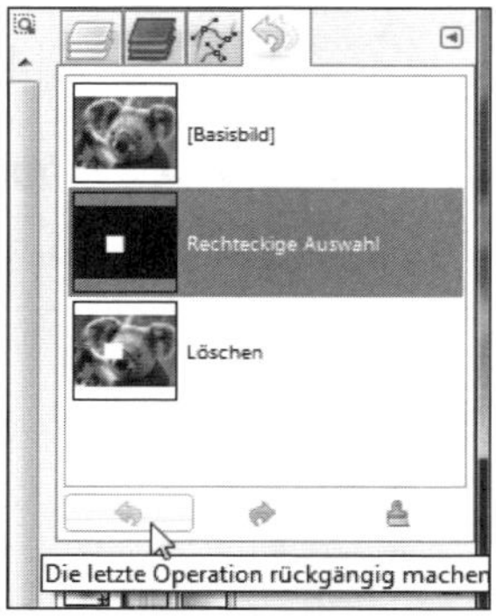

Abb. 1.15: Mit dem Journal arbeiten

Zum Wiederherstellen klicken Sie auf den grünen Pfeil (*Die zuletzt zurückgenommene Operation wiederherstellen*).

Mit der letzten Schaltfläche *Alle Einträge aus dem Journal entfernen* können Sie alle Einträge löschen. Das ist insbesondere dann von Vorteil, wenn Sie etwas ausprobieren und nur diese Schritte sehen wollen.

GIMP beenden

Ihre Arbeit mit GIMP beenden Sie

- über die Befehlsfolge *Datei / Beenden,*
- mit einem Klick auf die *Schließen*-Schaltfläche oder
- durch Drücken von [Strg] + [Q].

TIPP

In diesem Buch werden einige Schritte über Menübefehlsfolgen und meist auch über die Tastenkombinationen erläutert. Die meisten Tastenkombinationen finden Sie übrigens direkt hinter den entsprechenden Menübefehlen aufgelistet. Muss man öfters das ein oder andere Menü aufrufen, ist es oft einfacher, sich diese Kombination zu merken. Doch finden Sie selbst heraus, welche Arbeitsweise Ihnen am besten gefällt und wie Sie am schnellsten mit Ihrer Arbeit vorankommen.

2 Sieh an: Bilder zum Bearbeiten

Ziele

- ⇨ Vorhandene Bilder zum Bearbeiten öffnen
- ⇨ Neue Bilder mithilfe verschiedener Optionen und Quellen auf den Computer übertragen
- ⇨ Fertige Bilder für alle Zwecke erstellen

Schritte zum Erfolg

- ⇨ Notwendige Einstellungen und Vorkehrungen für neue Bilder treffen
- ⇨ Arbeitsdateien anlegen
- ⇨ Die wichtigsten Exportoptionen kennenlernen

Bevor Sie anfangen können, die Bilder zu bearbeiten, müssen sich diese auf Ihrem Computer befinden und somit in digitaler Form auf Ihrer Festplatte vorliegen. Dorthin können sie auf unterschiedliche Weise kommen: Vielleicht befinden sie sich schon auf Ihrem Rechner oder Sie lesen gedruckt vorliegende Bilder mithilfe eines Scanners ein oder Sie fotografieren mit Ihrer Digitalkamera oder Ihrem Handy eigene Bilder und übertragen diese auf Ihren Computer.

Bilder öffnen

Befinden sich die Bilder, die Sie bearbeiten wollen, bereits als Dateien auf Ihrer Festplatte, müssen Sie diese Bilddateien lediglich öffnen.

Rufen Sie dazu die Befehlsfolge *Datei / Öffnen* auf oder verwenden Sie die Tastenkombination [Strg] + [O].

Im folgenden Dialogfenster stellen Sie mit einem Klick zunächst im linken Bereich *Orte* den Speicherort der betreffenden Datei ein. Das kann eine Festplatte sein oder einer der Systemordner.

Dadurch werden Ihnen im mittleren Bereich *Name* die darin enthaltenen Ordner angezeigt. Mit einem Doppelklick auf das Ordnersymbol können Sie diesen öffnen und sich so zu den Bilddateien durcharbeiten.

Haben Sie diese Ebene erreicht, erhalten Sie von der markierten Datei im rechten Bereich eine Vorschau nebst einigen Informationen zu den Eigenschaften des Bildes, sodass Sie die Datei besser ausmachen können (siehe Abbildung 2.1).

Standardmäßig zeigt GIMP Ihnen alle importierfähigen Dateien an. Welche das im Einzelnen sind, können Sie einer Liste am unteren Rand entnehmen. Um sie einzusehen, müssen Sie allerdings auf das Pluszeichen vor *Dateityp: Automatisch bestimmen* klicken (siehe Abbildung 2.2).

Verwenden Sie Bilddateien aus einem bestimmten Ordner öfters, ist es hilfreich, diesen mit einem Lesezeichen zu markieren.

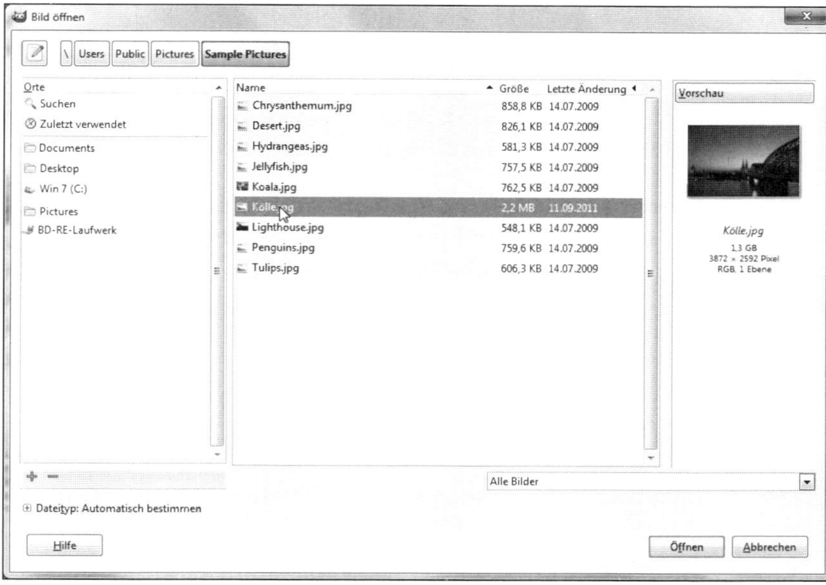

Abb. 2.1: Das Dialogfenster zum Öffnen der Bilddateien

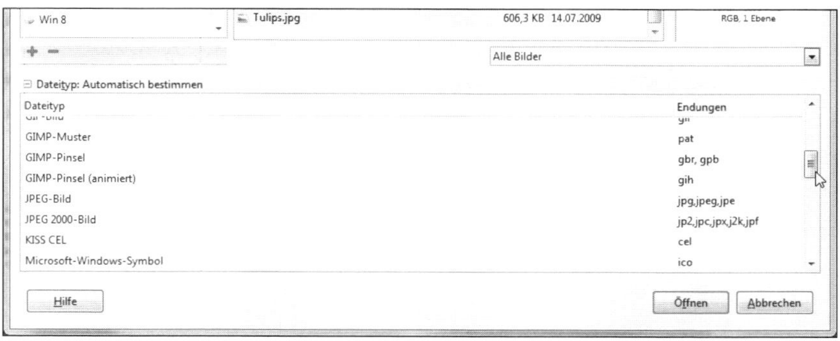

Abb. 2.2: GIMP kann eine große Anzahl an Formaten einlesen

Dazu markieren Sie den betreffenden Ordner und klicken auf die Schaltfläche mit dem Pluszeichen unterhalb der Liste *Orte*.

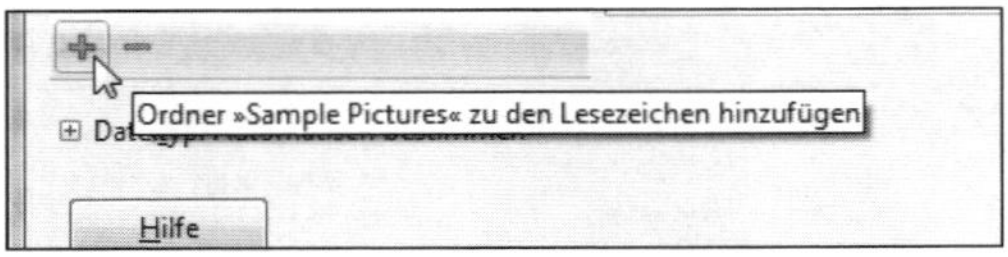

Abb. 2.3: Einen bevorzugten Ordner als Lesezeichen hinzufügen

Das Lesezeichen wird dadurch angelegt und mit einem Doppelklick darauf gelangen Sie in Zukunft unverzüglich zu diesem Ordner.

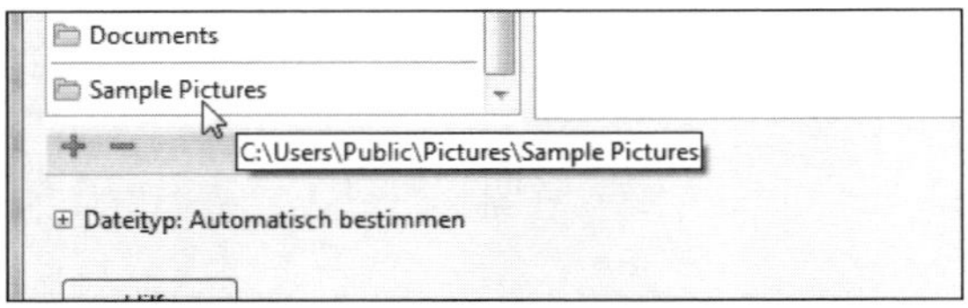

Abb. 2.4: Ein Lesezeichen führt am schnellsten zu oft benötigten Dateien

Haben Sie so den Speicherort Ihrer Bilddateien ausgemacht, müssen Sie nur noch die gewünschte Bilddatei markieren, und mit einem Klick auf *Öffnen* wird diese in GIMP geöffnet.

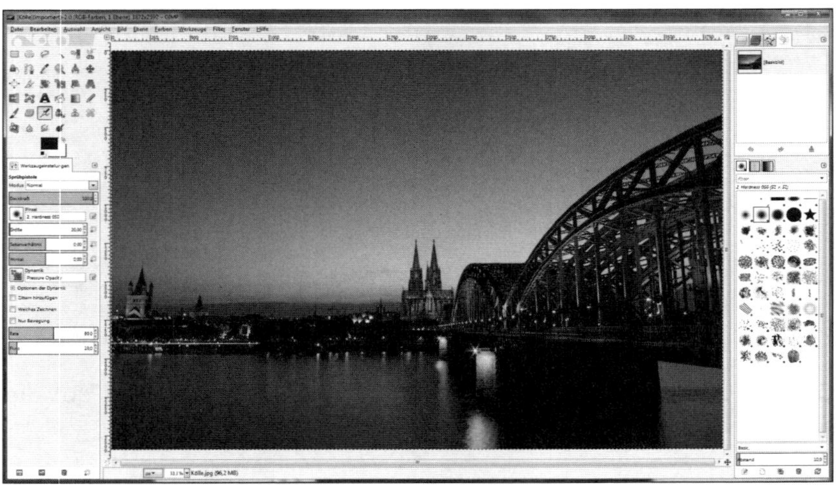

Abb. 2.5: Das Bild in GIMP

TIPP

Um mehrere Bilder gleichzeitig zu öffnen, halten Sie beim Anklicken die [Strg]-Taste gedrückt.

Öffnen Sie mehrere Bilder auf einmal, werden diese auf Reitern platziert.

Um zwischen den Bildern zu wechseln, müssen Sie lediglich auf den entsprechenden Reiter (der eine Vorschau des Bildes zeigt) klicken.

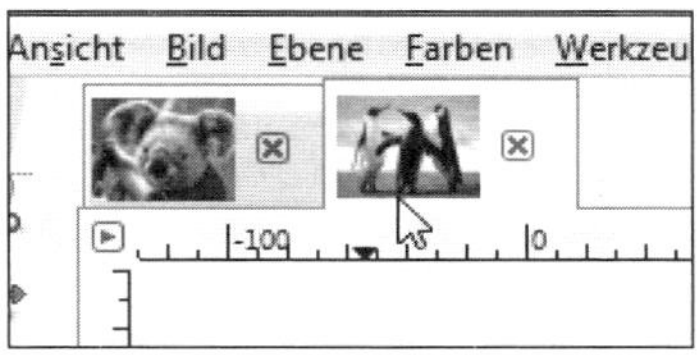

Abb. 2.6: Zwischen mehreren Bildern über den Reiter wechseln

Bilder erstellen

Zur Erstellung von Bilddateien kann neues Material erstellt oder vorhandenes digitalisiert werden.

Neues Bild anlegen

Im Bedarfsfall können Sie eine Bilddatei von Grund auf, etwa für eine Collage, neu anlegen.

Rufen Sie dazu über das Menü *Datei* den Befehl *Neu* auf. Alternativ können Sie – wie Sie auf der rechten Seite des Menüs sehen können – auch die Tastenkombination [Strg] + [N] verwenden.

Es erscheint das Dialogfenster *Ein neues Bild erstellen*, in dem Sie grundlegende Optionen für Ihr Dokument auswählen können.

Im Listenfeld *Vorlagen* finden Sie eine Reihe fertiger Einstellungen, die Sie einfach auswählen können. Klicken Sie auf den Listenpfeil, um diese Optionen einzusehen.

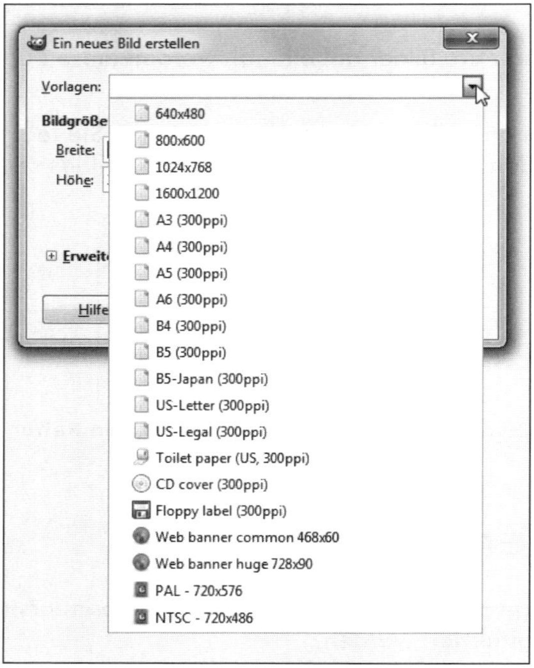

Abb. 2.7: Ein neues Bild erstellen

TIPP

Falls Sie schon immer mal das Papier für hinterlistige Zwecke gestalten wollten, finden Sie hier auch die entsprechende Vorlage. ;-)

Im Bereich *Bildgröße* legen Sie die gewünschte *Breite*, *Höhe* und *Auflösung* sowie die Ausrichtung des Bildes fest.

An weitere Einstellmöglichkeiten gelangen Sie durch Klick auf das Pluszeichen vor *Erweitere Einstellungen*.

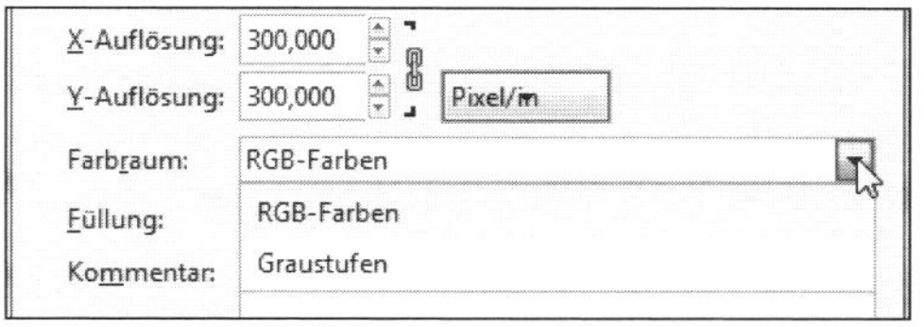

Abb. 2.8: Legen Sie die Einzelheiten der neuen Datei fest

Wenn Sie mögen, können Sie im Feld *X-* bzw. *Y-Auflösung* die gewünschte Auflösung einstellen.

Die hier einzustellenden Werte hängen natürlich von dem gewünschten Verwendungszweck ab. Hier können Sie als Faustregel die folgenden Werte heranziehen:

- Webanwendung: 72 dpi
- 600-dpi-Tintenstrahl- oder Laserdrucker: 180 dpi
- Multimediaanwendung (Bildschirm): 96 dpi
- Offsetdruck mit 60er-Raster: 300 dpi

Anschließend können Sie im Listenfeld *Farbraum* den entsprechenden Farbmodus *RGB-Farben* oder *Graustufen* auswählen.

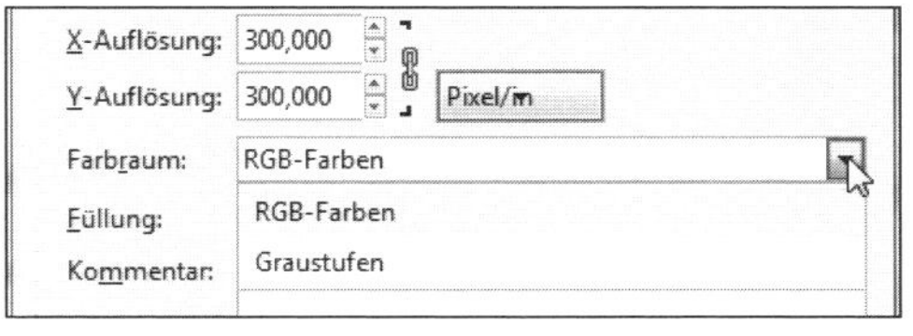

Abb. 2.9: Den Farbraum festlegen

Die erste Option ist der Standardmodus für neue GIMP-Bilder. Bei diesem Modell wird jedem Pixel ein Intensitätswert zwischen 0 (Schwarz) und 255 (Weiß) für die einzelnen RGB-Komponenten in einem Farbbild zugewiesen. So bestimmt sich beispielsweise für eine leuchtend rote Farbe der Rot-Wert von 246, der Grün-Wert von 20 und der Blau-Wert von 50. Beträgt der Wert aller Komponenten 255, entsteht reines Weiß, bei einem Wert von 0 reines Schwarz. Mit diesen drei Farbwerten können so bis zu 16,7 Millionen Farben auf dem Bildschirm dargestellt werden.

Bei der zweiten Option sind bis zu 256 Grauschattierungen möglich. Das wird dadurch erreicht, dass jedem Pixel ein Helligkeitswert zwischen 0 (Schwarz) und 255 (Weiß) zugewiesen wird.

Im Listenfeld *Füllung* stellen Sie ein, ob als Hintergrund des Bildes die Farbe *Weiß*, *Transparent* oder die aktuelle *Vordergrundfarbe* oder *Hintergrundfarbe* verwendet werden soll.

Im Feld *Kommentar* können Sie schließlich eine Erläuterung Ihrer Einstellungen als Merkhilfe eingeben.

Mit einem Klick auf *OK* wird die neue Datei angelegt.

Neues Bild erstellen

Nicht immer werden Sie die Bilder bereits auf Ihrem PC haben. In diesem Fall wählen Sie die Befehlsfolge *Datei / Erstellen*.

Im folgenden Untermenü finden Sie oberhalb des Trennstrichs eine Reihe von Optionen, mit deren Hilfe Sie ein neues Bild erstellen können.

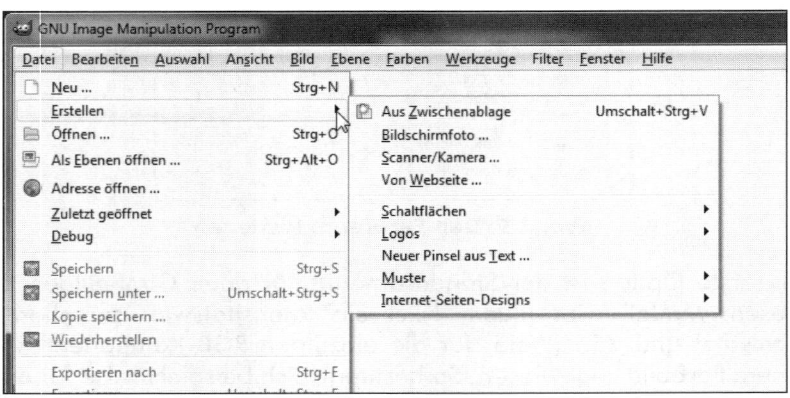

Abb. 2.10: Die Möglichkeiten, ein Bild zu erstellen

Davon werden Sie sicherlich die folgenden Optionen am häufigsten einsetzen:

Aus Zwischenablage

Befindet sich ein Bild in der Zwischenablage, können Sie es direkt über die Befehlsfolge *Datei / Erstellen / Aus Zwischenablage* als GIMP-Zeichnung einfügen.

In die Zwischenablage hinein kommt es im Regelfall über den Aufruf in dem betreffenden Programm. Alternativ können Sie aber auch mit der Taste [Druck] (wenn es der gesamte Bildschirm sein soll) bzw. der Tastenkombination [Alt] + [Druck] (wenn Sie lediglich das aktive Fenster haben wollen) Bilddaten in die Zwischenablage befördern.

Befinden sich keine Informationen in der Zwischenablage, erhalten Sie einen entsprechenden Hinweis.

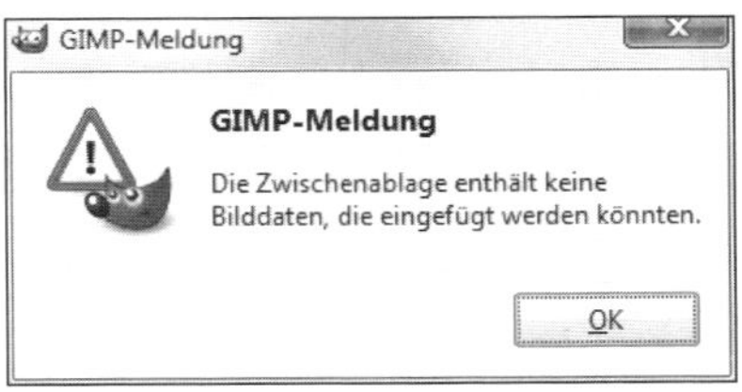

Abb. 2.11: Hier gibt es nichts einzufügen

Bildschirmfoto

Möchten Sie bestimmte Arbeitsschritte auf Ihrem Computer dokumentieren, können Sie mit GIMP problemlos davon ein Bildschirmfoto machen.

Klicken Sie auf das Menü *Datei*, wählen Sie *Erstellen* und klicken Sie dann auf *Bildschirmfoto*.

Es erscheint das Dialogfenster *WinSnap*, in dem Sie die genauen Angaben für den Screenshot, so nennt man die Bildschirmfotos auf Englisch, machen können.

Legen Sie also fest, ob Sie ein einzelnes Fenster oder den gesamten Bildschirm aufnehmen wollen, und stellen Sie ein, wie viele Sekunden nach dem Starten des Befehls zum Aufnehmen vergehen sollen, bis das Foto gemacht wird.

Haben Sie die Einstellungen getroffen, klicken Sie auf *Aufnehmen*.

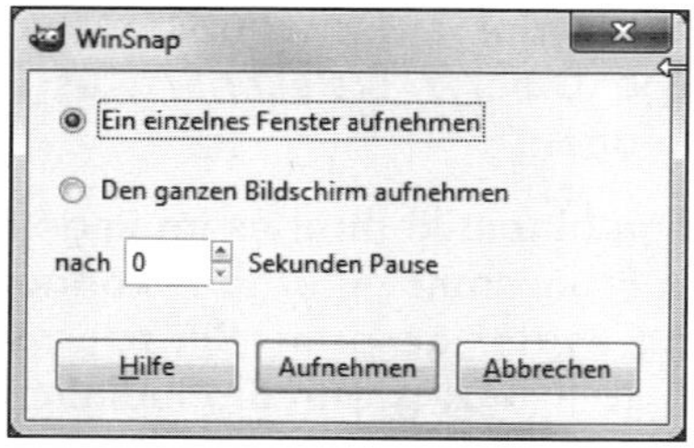

Abb. 2.12: Stellen Sie die Optionen ein

Sie erhalten nun ein weiteres Dialogfenster, in dem Sie die Anweisung erhalten, mit dem Fadenkreuz das Fenster auf dem Bildschirm auszuwählen, das fotografiert werden soll.

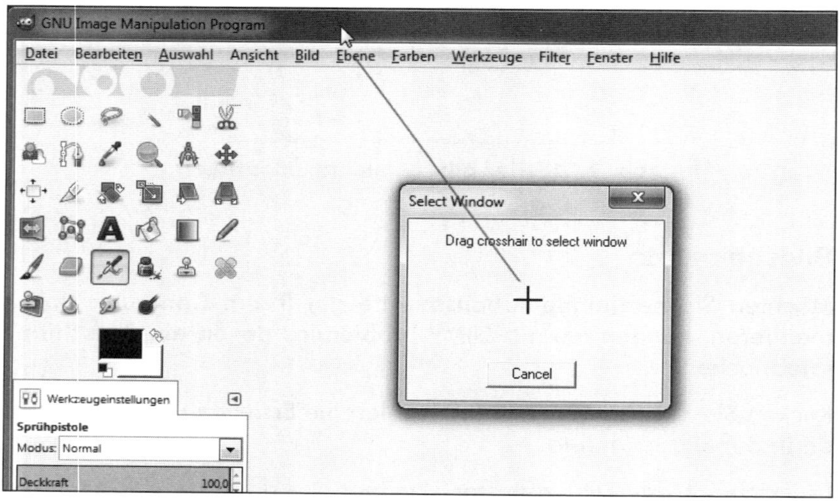

Abb. 2.13: Ziehen Sie das Kreuz auf das zu fotografierende Fenster

Zeigen Sie auf das Kreuz und ziehen Sie mit gedrückter Maustaste auf das betreffende Fenster. Dort angekommen, lassen Sie die Maustaste los, belassen den Cursor an Ort und Stelle und schon wird es in GIMP angezeigt.

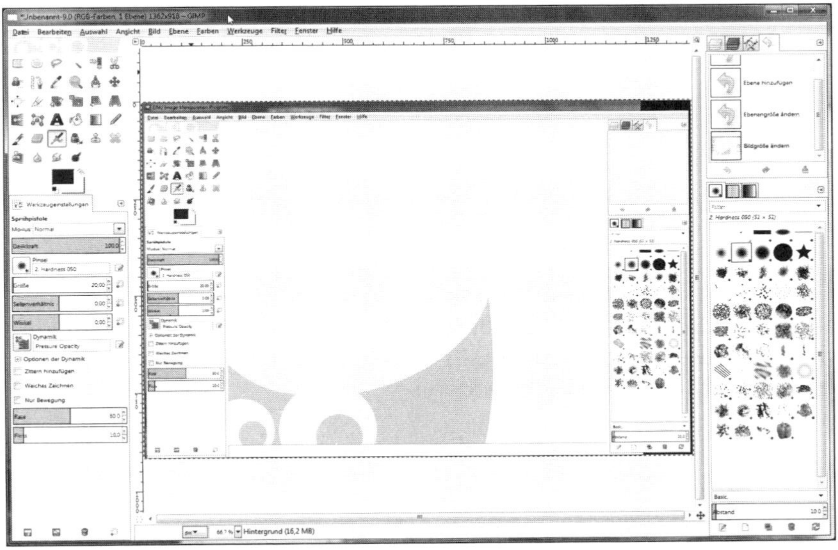

Abb. 2.14: GIMP hat sich selbst fotografiert!

Scanner

Bilder, die in gedruckter Form vorliegen, müssen über einen Scanner digitalisiert werden, bevor man sie in GIMP öffnen und bearbeiten kann. Bei diesem Vorgang werden die Bilder in eine Matrix einzelner Bildpunkte (eben die Pixel) zerlegt.

So theoretisch sich das anhört, so einfach ist das in GIMP gelöst, denn das Programm hat bereits alles an Bord, was Sie benötigen.

Bilder können direkt mithilfe der WIA-Unterstützung importiert werden. Die Abkürzung *WIA* steht dabei für *Windows Image Acquisition* und bedeutet, dass die Bilder direkt in GIMP importiert werden.

Um den assistentengesteuerten Vorgang aufzurufen, gehen Sie wie folgt vor:

Wählen Sie die Befehlsfolge *Datei / Erstellen / Scanner/Kamera* an.

In dem sich öffnenden Dialogfenster wählen Sie die Quelle, also Ihren Scanner, aus.

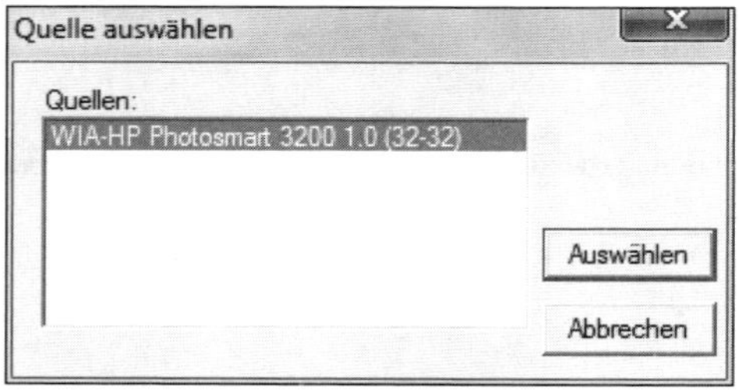

Abb. 2.15: Wählen Sie die Quelle aus

Nachdem Sie auf die Schaltfläche *Auswählen* geklickt haben, erscheint nun ein Dialogfenster, in dem Sie die Art des Bildes auswählen können, das gescannt werden soll.

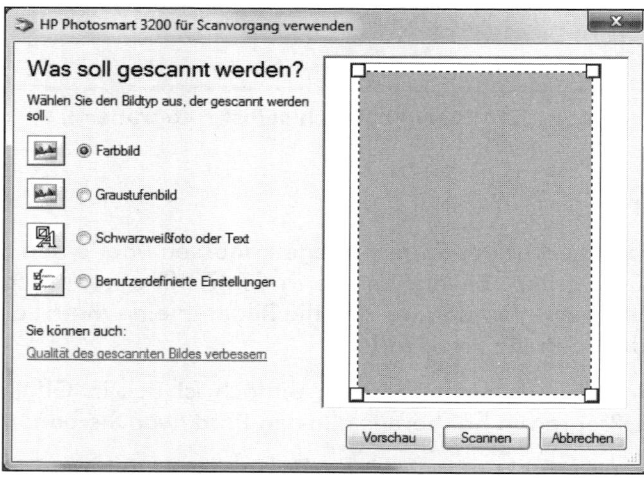

Abb. 2.16: Legen Sie die näheren Einzelheiten des Scans fest

Hier stehen Ihnen die folgenden Optionen zur Auswahl:

- *Farbbild:* Das ist die Standardeinstellung für das Scannen von Farbbildern.
- *Graustufenbild:* Wählen Sie diese Option, wenn Sie Graustufenbilder einscannen möchten.
- *Schwarzweißfoto oder Text:* Diese Einstellungen nehmen Sie für einfache Grafiken oder Texte.
- *Benutzerdefinierte Einstellungen:* Hier können Sie Einstellungen selbst vornehmen.

Daneben können Sie zusätzlich auch die *Qualität des gescannten Bildes verbessern*. Klicken Sie dazu auf die als Hyperlink gekennzeichnete Stelle.

Diese Option spielt nur dann eine Rolle, wenn Sie die Scanauflösung ändern möchten, da Sie in den entsprechenden Fenstern die benötigten weiteren Einstellungen vornehmen können.

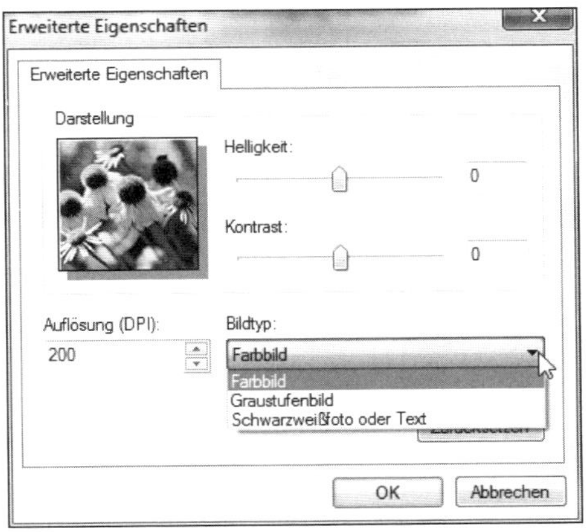

Abb. 2.17: Ändern Sie gegebenenfalls die Auflösung

Schließen Sie dieses Fenster mit *OK* und klicken Sie auf *Vorschau*, um das gescannte Bild anzuzeigen.

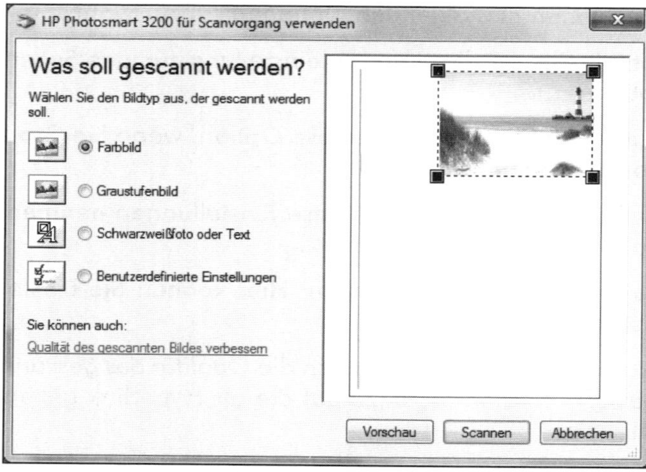

Abb. 2.18: Zunächst sollte man einen Vorschauscan machen

Beschneiden Sie das gescannte Bild bei Bedarf, indem Sie das Rechteck so ziehen, dass es das Bild umgibt, und klicken Sie anschließend auf *Scannen*.

Das Bild wird nun an GIMP übertragen und kann anschließend bearbeitet werden.

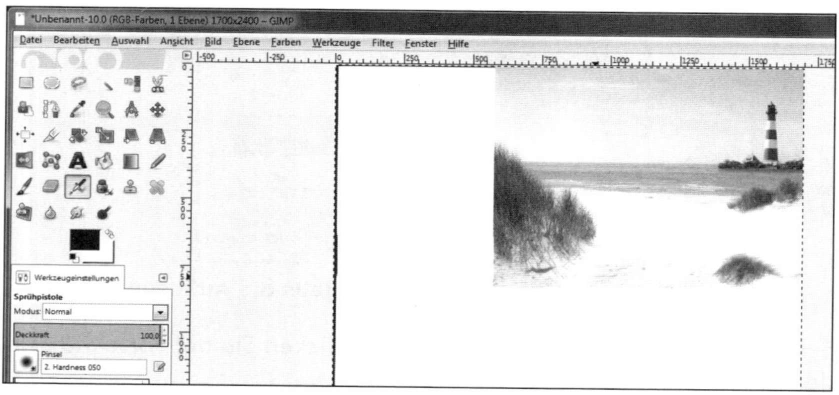

Abb. 2.19: Das eingescannte Bild in GIMP

Digitalkamera

Befinden sich die Bilder auf Ihrer Digitalkamera und möchten Sie diese Bilder auf Ihren PC übertragen, verbinden Sie zunächst die Kamera mit dem Computer und schalten sie ein.

Rufen Sie die Befehlsfolge *Datei / Erstellen / Scanner/Kamera* auf.

Diesmal wählen Sie im Dialogfenster *Quelle auswählen* Ihre Kamera aus.

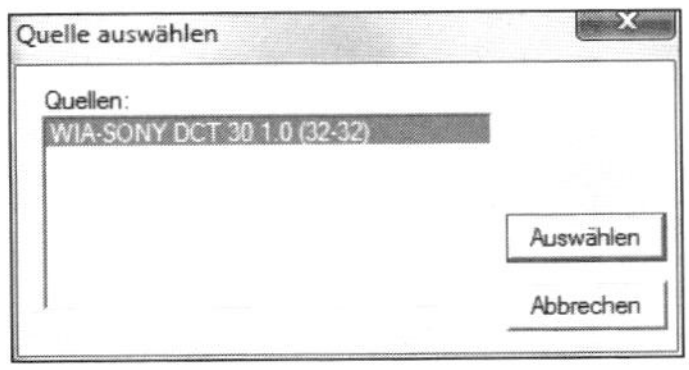

Abb. 2.20: Wählen Sie die Kamera aus

GIMP startet dann das Übertragungsfenster der Kamera.

In diesem markieren Sie das oder die Fotos, die Sie übertragen wollen.

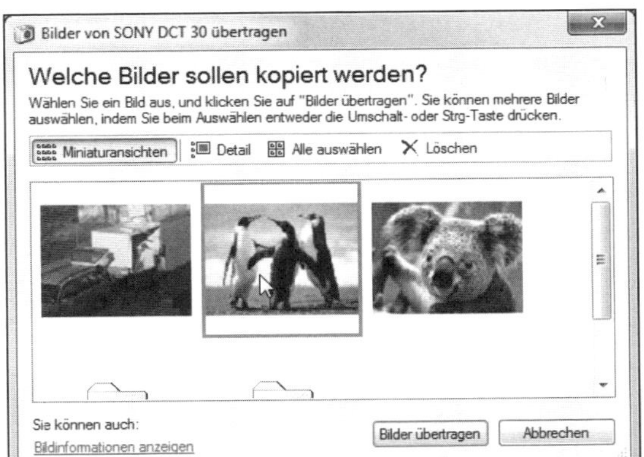
Bilder von SONY DCT 30 übertragen
Welche Bilder sollen kopiert werden?
Wählen Sie ein Bild aus, und klicken Sie auf "Bilder übertragen". Sie können mehrere Bilder auswählen, indem Sie beim Auswählen entweder die Umschalt- oder Strg-Taste drücken.
Miniaturansichten
Detail
Alle auswählen
Löschen
Sie können auch:
Bildinformationen anzeigen
Bilder übertragen
Abbrechen

Abb. 2.21: Fotos auswählen

Anschließend klicken Sie auf die Schaltfläche *Bilder übertragen*, um die Bilder in das Programm zu befördern.

Anschließend befindet sich das Bild im Programmfenster von GIMP und kann nun bearbeitet werden.

Von Webseite

Interessant ist auch die Option *Von Webseite*, mit der Sie ein Abbild einer Webseite erstellen können.

Im folgenden Dialogfenster *Von Webseite erstellen* können Sie die Internetadresse der Seite eingeben, die Sie abbilden wollen. Geben Sie gegebenenfalls noch die gewünschte Breite und die Schriftgröße an, bevor Sie dann auf *Erstellen* klicken.

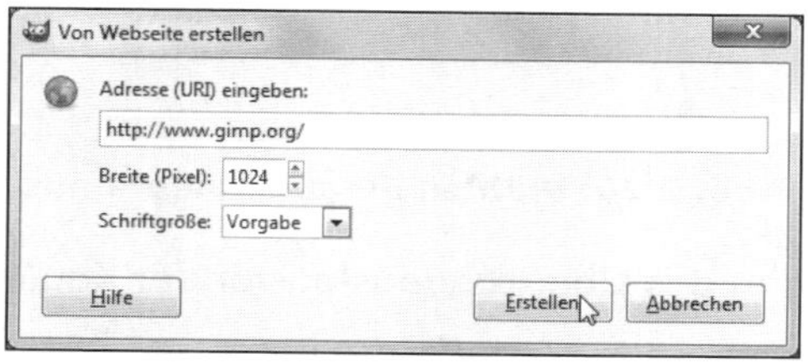

Abb. 2.22: Die Adresse der Webseite eingeben

GIMP macht sich an die Arbeit und lädt die Webseite herunter. Anschließend wird Ihnen sogleich das Ergebnis im Programm präsentiert und Sie können die Grafiken – wie noch zu lernen sein wird – bearbeiten.

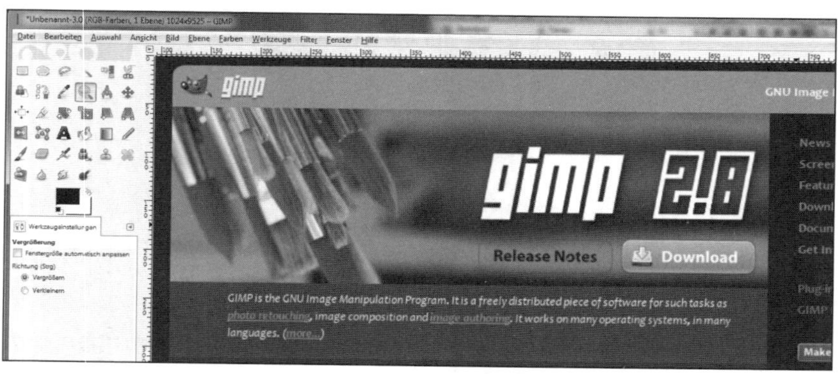
Datei Bearbeiten Auswahl Ansicht Bild Ebene Farben Werkzeuge Filter Fenster Hilfe
gimp
gimp 2.8
Release Notes
Download
GIMP is the GNU Image Manipulation Program. It is a freely distributed piece of software for such tasks as photo retouching, image composition and image authoring. It works on many operating systems, in many languages. (more...)

Abb. 2.23: Die heruntergeladene Homepage von GIMP

Weitere Elemente erstellen

Im unteren Teil des Menüs zur Befehlsfolge *Datei / Erstellen* finden Sie eine Reihe an Optionen, die Sie wunderbar für die Webseitenerstellung einsetzen können.

Schaltflächen

Als Besitzer einer eigenen Homepage kennt man das Problem, woher man Schaltflächen bekommen soll. Die Lösung heißt auch hier wie vielfach GIMP.

Rufen Sie die Befehlsfolge *Datei / Erstellen / Schaltflächen* auf und wählen Sie aus den zwei Typen *Einfach, abgeschrägt* oder *Runder Knopf* ihren Favoriten aus.

Im folgenden Dialogfenster legen Sie – je nach Wahl – die Optionen der gewünschten Schaltfläche fest.

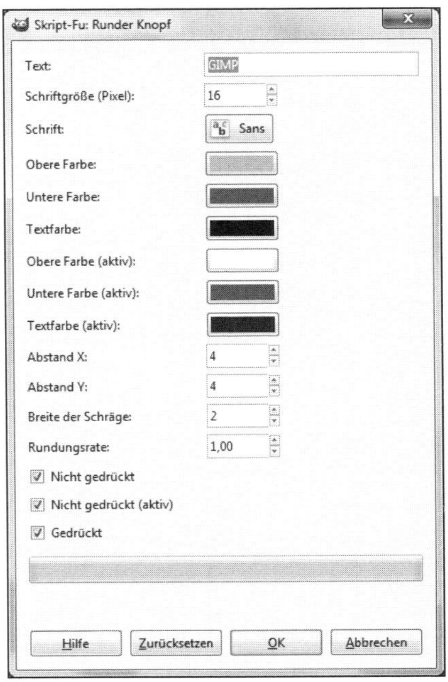

Abb. 2.24: Legen Sie die Eigenschaften der Schaltfläche fest

Abschließend klicken Sie noch auf *OK* und schon ist die Schaltfläche erstellt.

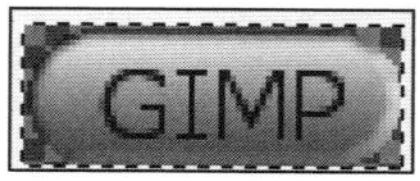

Abb. 2.25: Die fertige Schaltfläche

Logos

Ähnlich wie mit den Schaltflächen verhält es sich mit Logos. Auch diese sind im Regelfall nicht greifbar, wenn man sie braucht. Aber auch hier bietet GIMP Abhilfe und im Handumdrehen ist Ihr persönliches Logo erstellt.

Rufen Sie die Befehlsfolge *Datei / Erstellen / Logos* auf. In dem Untermenü finden Sie nun eine Reihe an Motiven.

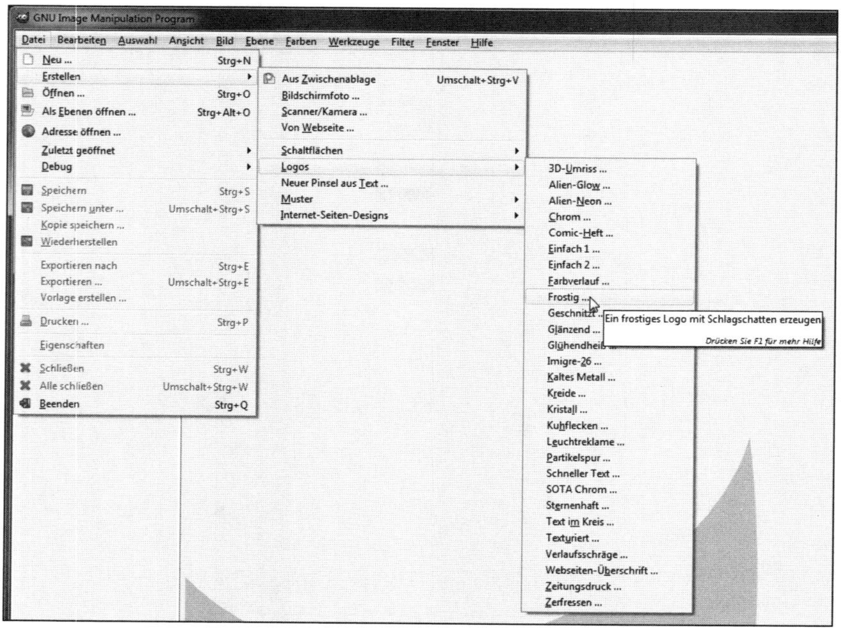

Abb. 2.26: Logos ohne Ende

Um Näheres über das jeweilige Logo zu erfahren, halten Sie eine Weile den Mauszeiger über den betreffenden Eintrag. Dadurch erscheint eine kleine QuickInfo, in der Sie Näheres erfahren.

Haben Sie ein passendes Logo gefunden, setzen Sie einfach einen Klick darauf.

Im folgenden Dialogfenster können Sie nun weitere Einstellungen wie den anzuzeigenden Text und die Farben ändern. Entspricht alles Ihren Vorstellungen, wird mit einem abschließenden Klick auf die Schaltfläche *OK* das Logo erstellt.

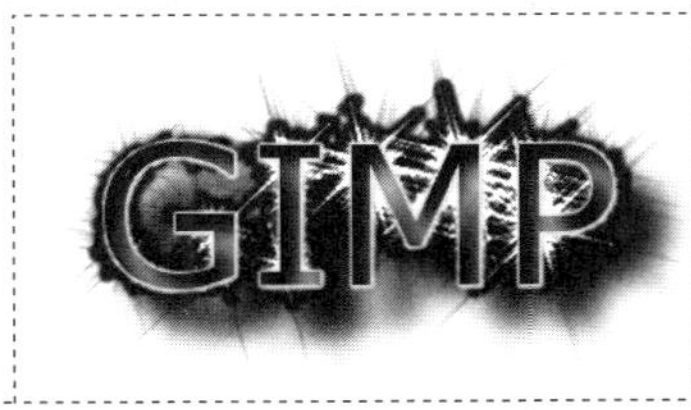

Abb. 2.27: Das fertige Logo

Neuer Pinsel aus Text

Nachdem Sie die Befehlsfolge *Datei / Erstellen / Neuer Pinsel aus Text* gewählt haben, können Sie einen neuen Pinsel mit Buchstaben aus einem Textabschnitt erstellen.

Im folgenden Dialogfenster wählen Sie die *Schrift* und die *Pinselgröße* aus und tragen anschließend den gewünschten *Text* ein.

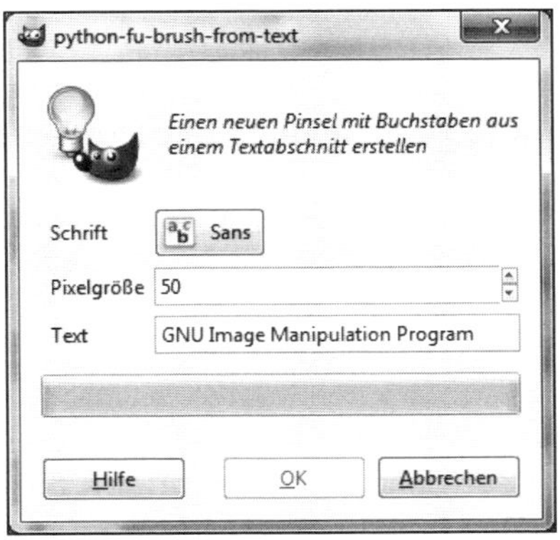

Abb. 2.28: Die Einstellungen für den neuen Pinsel

Muster

Muster werden oftmals für Hintergründe oder als Füllungen für Objekte eingesetzt. Möchten Sie dabei ein eigenes Muster entwerfen, rufen Sie die Befehlsfolge *Datei / Erstellen / Muster* auf.

Im Untermenü wählen Sie einen Mustertyp aus und erhalten dann das entsprechende Dialogfenster. In diesem können Sie dann mithilfe der Regler verschiedene Einstellungen vornehmen und so Ihr individuelles Muster kreieren.

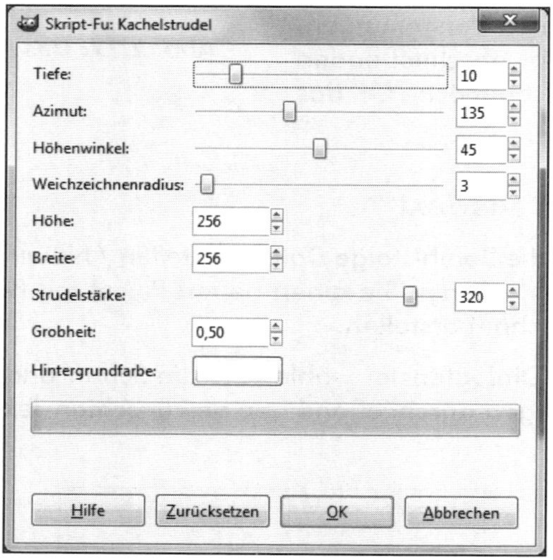
Skript-Fu: Kachelstrudel
Tiefe: 10
Azimut: 135
Höhenwinkel: 45
Weichzeichnenradius: 3
Höhe: 256
Breite: 256
Strudelstärke: 320
Grobheit: 0,50
Hintergrundfarbe:
Hilfe
Zurücksetzen
OK
Abbrechen

Abb. 2.29: Die Einstellungen des Musters festlegen

Nach einem Klick auf *OK* wird das Muster sofort erstellt.

Internet-Seiten-Designs

Benötigen Sie Stilelemente für Ihre Webseite, etwa horizontale Linien, Kugeln, Pfeile oder Schaltflächen, finden Sie diese nach Aufruf der Befehlsfolge *Datei / Erstellen* in Untermenüpunkt *Internet-Seiten-Designs*.

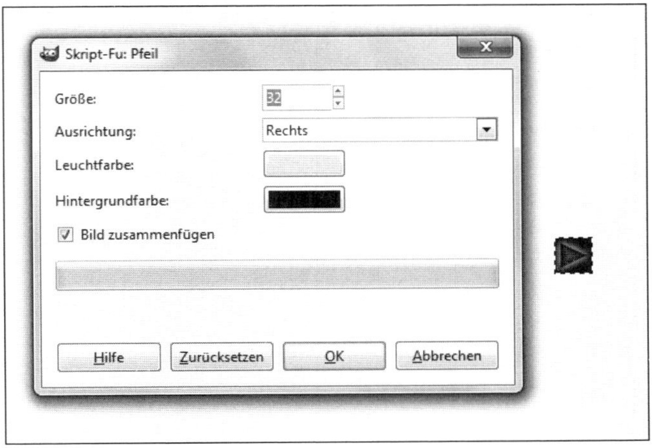

Abb. 2.30: Stilelemente für Ihre Internetseite entwerfen

Auch hier nehmen Sie im folgenden Dialogfenster die gewünschten Veränderungen vor und lassen nach einem abschließenden Klick auf *OK* GIMP das Designelement erstellen.

Bilder speichern

Bestimmt wollen Sie Ihre Bilder und nicht zuletzt die Mühen Ihrer Arbeit dauerhaft sichern. GIMP hat zwar einige Sicherungen eingebaut, doch um das Thema Speichern kommen Sie nicht herum.

Im Regelfall sollten Sie die übertragenen Bilder, gleich ob Scan oder Digitalfoto, erst einmal speichern.

Beim normalen Speichern ist der Vorgang stets gleich. Sie klicken in der Menüleiste auf den Eintrag *Datei* und wählen dann den Eintrag *Speichern unter* aus.

Im folgenden Dialogfenster *Bild speichern* müssen Sie noch ein paar Optionen, wie den Speicherort und das Dateiformat, einstellen.

Den Speicherort können Sie rasch auf der linken Seite aufsuchen und einstellen. Wie Sie bemerken, wird dieser in Form von Schaltflächen oberhalb des Listenfeldes angezeigt. Mit diesen Schaltflächen können Sie durch einfaches Anklicken wieder nach oben wechseln.

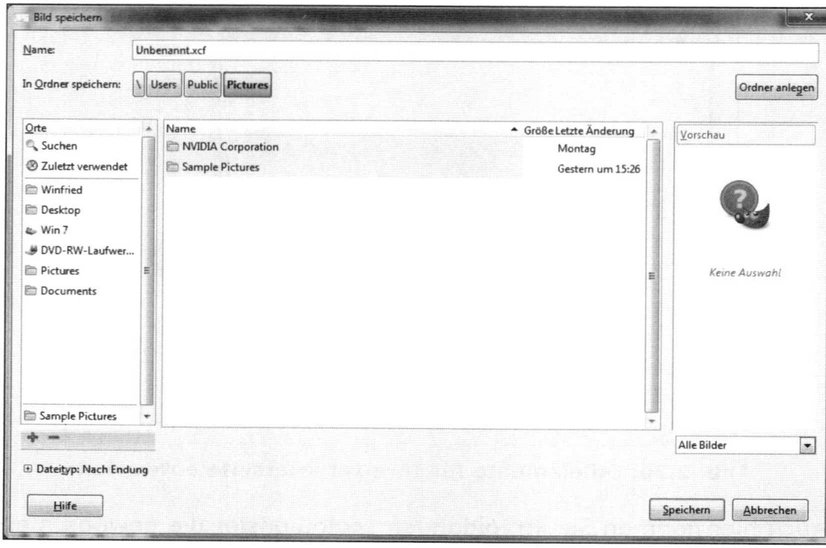

Abb. 2.31: Die Optionen fürs Speichern

Beim Dateityp müssen Sie eigentlich nichts einstellen.

GIMP speichert die Dateien im Format **.xcf* ab. Dieses Format wird Ihnen häufig begegnen, denn es handelt sich um das GIMP-eigene Format. Was es besonders auszeichnet, ist seine Speicherung in verlustfreier komprimierter Form.

Bilder exportieren

Möchten Sie die Bilder in anderen Anwendungen weiterverarbeiten, müssen Sie sie exportieren.

Dazu rufen Sie die Befehlsfolge *Datei / Exportieren* auf, um zum Dialogfenster *Bild exportieren* zu gelangen.

Neben dem Speicherort können Sie hier Einfluss auf den zu exportierenden Dateityp nehmen.

Klicken Sie dazu auf das Pluszeichen vor *Dateityp* und wählen Sie anschließend in der Liste den gewünschten Typ aus.

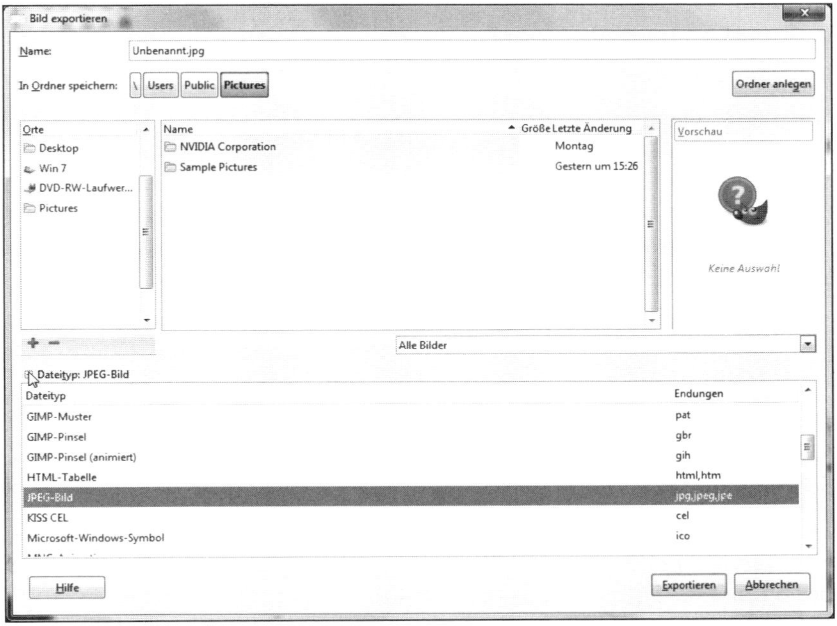

Abb. 2.32: Das Exportformat einstellen

Sie können unter anderem aus folgenden gebräuchlichen Formaten wählen:

⇨ *GIF*: Dieses Format (Graphics Interchange Format) eignet sich besonders gut für Bilder, die keine kontinuierlichen Farbtöne oder große Bereiche mit ein und derselben Farbe enthalten. Nachteilig mag sein, dass es nur 256 Farben aufnehmen kann. Für einen Webdesigner ist es aber ideal, denn man kann eine Farbe als transparent definieren und damit erreichen, dass der Hintergrund überall da durchscheint, wo mit der transparenten Farbe gezeichnet wurde.

⇨ *JPG*: Dieses Format (die Abkürzung steht für Joint Photographic Experts Group) eignet sich in der Regel am besten für Fotos und Bilder mit kontinuierlichen Farbtönen. Es vermag fotorealistische Farbpaletten zu behandeln und die Bilder sehr gut zu komprimieren. Allerdings ist diese Art der Komprimierung mit einem Qualitätsverlust verbunden. Dieser beruht auf dem Löschen von

Bildinformationen und kann nicht wiederhergestellt werden. Wegen der geringen Dateigrößen ist es das ideale Format für Fotos, die Sie ins Internet stellen wollen.

- *PNG*: Dieses lizenzfreie Format, deren Abkürzung für Portable Network Graphics steht, gilt als der Nachfolger des GIF-Formats. Es ist ein Grafikformat für Rastergrafiken mit verlustfreier Bildkompression und unterstützt neben unterschiedlichen Farbtiefen auch Transparenzen.
- *TIF*: Dieses Format (Tagged Image File Format, deshalb auch TIFF) ist in der Druckerwelt sehr weit verbreitet. Es wird zum Austauschen von Dateien zwischen Anwendungen und Computerplattformen verwendet. So gut wie alle Desktop-Scanner können TIFF-Bilder erstellen.

Haben Sie Ihre Wahl getroffen, klicken Sie abschließend auf die Schaltfläche *Exportieren*.

Je nach gewähltem Format erscheint nun ein weiteres Fenster, in dem Sie die Feinheiten des Formats, etwa den Komprimierungsgrad bei einer JPG-Datei, einstellen können.

Bilder schließen

Um eine geöffnete Bilddatei zu schließen, wählen Sie über das Menü *Datei* den Eintrag *Schließen* oder verwenden die schnellere Tastenkombination [Strg] + [W].

Im Regelfall wird das Dokument wieder geschlossen. Sollten Sie in der Zwischenzeit Änderungen vorgenommen haben, macht Sie das Programm darauf aufmerksam. Gleiches gilt für den Fall, dass Sie noch gar keine Vorkehrungen zum Speichern getroffen haben. In beiden Fällen werden Sie durch ein Hinweisfenster darauf aufmerksam gemacht.

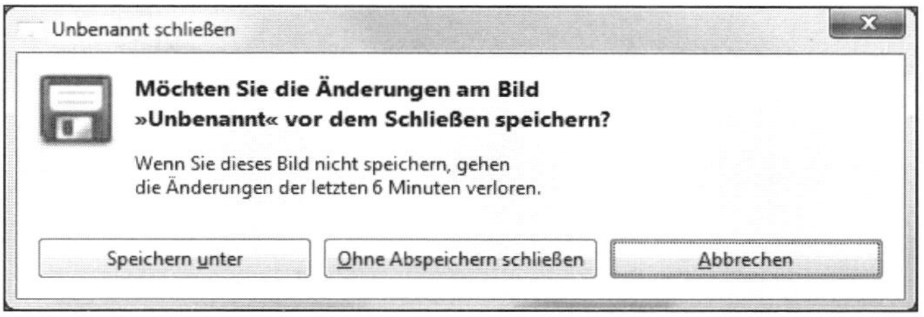

Abb. 2.33: Wollen Sie die Datei nicht speichern?

Entscheiden Sie dann durch Anklicken der entsprechenden Schaltfläche, ob Sie die Änderungen annehmen oder verwerfen möchten.

3 Durchblick: Grundlegende Bildbearbeitungen

Ziele

- ⇨ Sicherer Umgang mit Bilddateien
- ⇨ Bedeutung der Farbmodi erfassen
- ⇨ Bilder schnell ausrichten
- ⇨ Die grundlegenden Bearbeitungswerkzeuge kennenlernen

Schritte zum Erfolg

- ⇨ An Duplikaten arbeiten
- ⇨ Den richtigen Farbmodus wählen
- ⇨ Bilder drehen
- ⇨ Die wichtigsten Bearbeitungswerkzeuge einsetzen

In diesem Kapitel werden Sie Ihre ersten Schritte der Bildbearbeitung unternehmen und dabei mit den elementaren Werkzeugen des Programms ein paar Bilder auf Vordermann bringen. Allerdings sollten Sie bedenken, dass das Korrigieren von Bildern neben Geduld auch ein wenig Erfahrung und Übung erfordert.

Bilder duplizieren

Zunächst einmal gilt es, die eiserne Regel zu beachten, dass man nie an einem Originalbild Veränderungen vornehmen sollte. So ist beispielsweise eine Konvertierung stets mit einem Verlust an Informationen verbunden.

Wenn Sie ein Bild zum Bearbeiten geladen haben, sollten Sie es zunächst duplizieren und die Arbeitsschritte dann an dem Duplikat vornehmen.

In GIMP geht das ganz einfach.

Rufen Sie die Befehlsfolge *Bild / Duplizieren* auf oder drücken Sie die Tastenkombination [Strg] + [D].

Und schon hat das Programm eine Kopie des Bildes angelegt und präsentiert Ihnen diese entweder in einem eigenen Fenster oder – sofern Sie den Einzelfenster-Modus verwenden – in Form einer neuen Registerkarte.

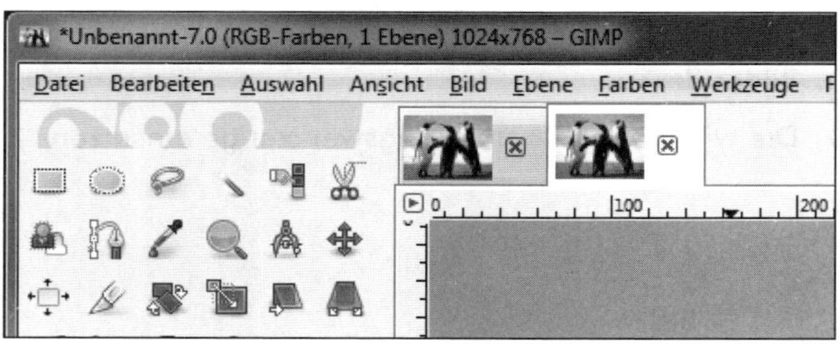

Abb. 3.1: Das Duplikat im Einzelfenster-Modus

Farbmodus

Bilder können in GIMP in verschiedenen Farbmodi angezeigt und ausgegeben werden. Der Farbmodus, er wird auch als *Farbtiefe* bezeichnet, hat zum einen Einfluss auf die Anzahl der Farben, die in einem Bild angezeigt werden können. Zum anderen beeinflusst er auch die Dateigröße eines Bildes in erheblichem Maß. Die Farbtiefe bestimmt nämlich die Anzahl von Bits, die zur Darstellung der Farbe eines Pixels verwendet werden. Die Spannweite reicht dabei von einem bis zu 24 Bit. Je mehr Bits zur Definition der Farbe eines Bildpunktes zur Verfügung stehen, desto mehr Farbtöne können dargestellt werden.

Wie Sie vielleicht der Titelleiste eines Bildes entnommen haben, finden Sie an dieser Stelle in Klammern weitere Informationen. Beispielsweise wird Ihnen – wie in der vorherigen Abbildung ersichtlich – an dieser Stelle *RGB-Farben* angezeigt.

RGB

Es handelt sich um den Farbmodus, den Sie über die Befehlsfolge *Bild / Modus* einsehen und einstellen können.

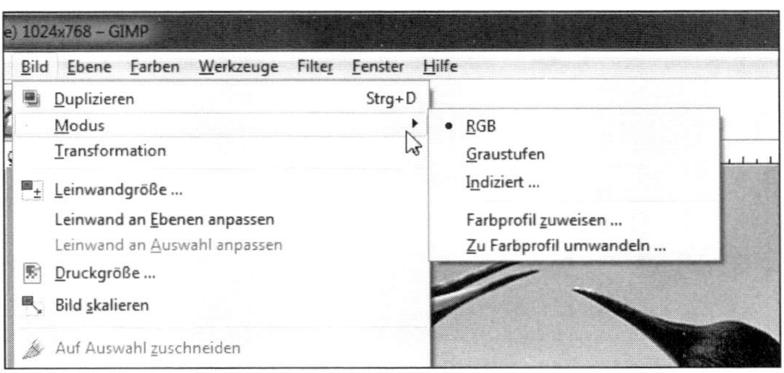

Abb. 3.2: Den Modus ändern

Der Name des Farbmodells wird aus den Anfangsbuchstaben dieser Grundfarben gebildet. Das Verfahren selbst stammt aus der Videotechnologie und setzt die additive Farbmischung ein. RGB-Farben können nur einen Teil des sichtbaren Farbenspektrums darstellen. Diese Farben werden als additive Farben bezeichnet, da durch das Mischen von Rot, Grün und Blau Weiß entsteht, das heißt, alles Licht wird in das Auge zurückreflektiert. Im RGB-Modus kann jede der RGB-Komponenten einen Wert zwischen 0 (Schwarz) und 255 (Weiß) aufweisen. Wenn alle Komponenten den Wert 255 haben, ergibt sich reines Weiß; wenn alle Komponenten den Wert 0 aufweisen, ergibt sich reines Schwarz.

Der Farbmodus kann nachträglich geändert werden. Denn nicht immer wird ein Bild mit einer Farbtiefe von 24 Bit benötigt. Der Vorgang, der die Bitanzahl reduziert, wird als *Konvertierung* bezeichnet.

Graustufen

Um ein RGB-Bild in ein Graustufenbild umzuwandeln, sind die folgenden Schritte auszuführen: Nachdem Sie das betreffende Bild geladen haben, klicken Sie auf das Menü *Bild* und dann auf den Eintrag *Modus*. Im Untermenü wählen Sie *Graustufen*.

Das Bild wird sofort umgewandelt, ohne dass Sie darauf aufmerksam gemacht werden, dass bei diesem Vorgang Farbinformationen verloren gehen.

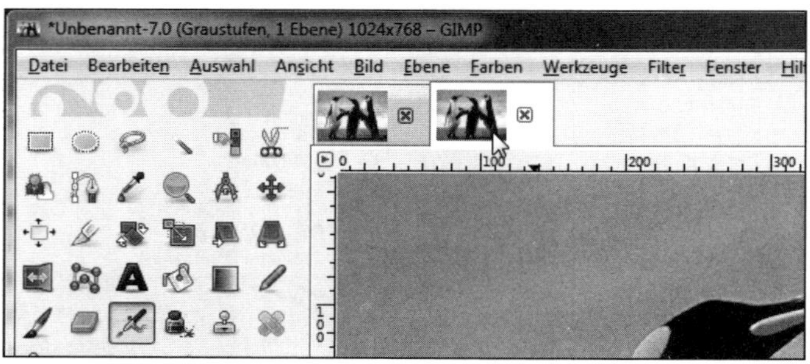

Abb. 3.3: Sowohl in der Titelleiste als auch in der Registerkarte zu erkennen: das umgewandelte Bild

Graustufenbilder besitzen eine Farbtiefe von lediglich acht Bit und eignen sich vor allem zur Darstellung von Schwarz-Weiß-Fotos. Dieser Modus arbeitet somit mit bis zu 256 Grauschattierungen. Dabei besitzt jedes Pixel eines Graustufenbildes einen Helligkeitswert zwischen 0 (Schwarz, 100 %) und 255 (Weiß, 0 %).

Indiziert

Ein RGB-Bild kann über bis zu 16,7 Millionen Farben verfügen. Dementsprechend wird bei solchen Bildern viel Speicherplatz benötigt, wodurch sie für den Einsatz im Internet nicht sehr geeignet sind. Wenn Sie trotzdem auf ein solches Bild nicht verzichten wollen, sollten Sie es in sogenannte indizierte Farben umzuwandeln.

Dabei wird von dem Bild eine spezifische Farbtabelle erstellt, die ausschließlich die Farben enthält, die im Bild tatsächlich vorhanden sind. Allerdings ist deren Anzahl auf 256 begrenzt. Auf diese Weise kann die Dateigröße gering gehalten werden und die konvertierten Grafiken eignen sich hervorragend für den Einsatz im Internet.

Öffnen Sie eine entsprechende Datei und wählen Sie dann die Befehlsfolge *Bild / Modus / Indiziert*.

Sie erhalten das umfangreiche Dialogfenster *Indizierte Farbumwandlung*.

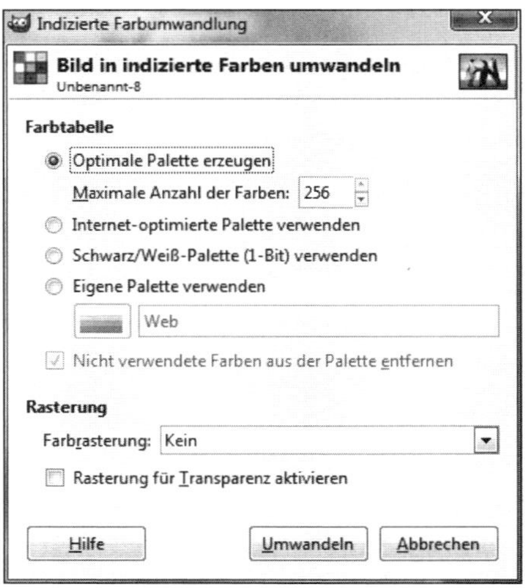

Abb. 3.4: Die Optionen für die indizierten Farben

Im Bereich *Farbtabelle* können Sie dann die gewünschte Palette auswählen. Hier stehen Ihnen die folgenden Einträge zur Verfügung:

⇨ *Optimale Palette erzeugen:* Wenn das Bild selbst maximal 256 Farben enthält, wird bei dieser Option eine Palette aus den exakten Farben des Bildes erstellt.

⇨ *Internet-optimierte Palette verwenden*: Für Fotos für das Internet ist das die richtige Einstellung. Hier wird dann die 216-Farben-Palette verwendet, die alle Webbrowser auf allen Plattformen für die Anzeige auf Bildschirmen mit nur 256 Farben verwenden.

⇨ *Schwarz/Weiß-Palette (1-Bit) verwenden*: In diesem Falle stehen nur die Farben Schwarz und Weiß zur Verfügung.

⇨ *Eigene Palette verwenden:* Möchten Sie eine eigene Farbtabelle bearbeiten und speichern oder eine bereits erstellte Farbtabelle laden, wählen Sie diesen Eintrag. Dadurch wird zugleich die aktuelle Adaptiv-Palette mit den Farben angezeigt, die im Bild am zahlreichsten vorkommen.

Die Art, wie die Farben simuliert werden sollen, legen Sie im Feld *Farbrasterung* fest. Je nach gewünschtem Ergebnis müssen Sie eine der folgenden Optionen einstellen:

⇨ *Kein:* In diesem Fall findet keine Simulation statt. Allerdings können recht harte Übergänge auftreten, die sofort ins Auge fallen.

⇨ *Floyd-Sternberg (normal):* Bei dieser Verteilung der Bildpunkte werden die Farben nach einer weniger strukturierten Methode als der folgenden simuliert.

⇨ *Floyd-Steinberg (reduziertes Farbbluten):* Die Bildpunkte werden per Zufallsverteilung eingefügt, wobei diese Option nur in Verbindung mit der Systemfarbtabelle verfügbar ist.

⇨ *Positioniert:* Um Nahtmuster entlang der Kanten der Bilder zu verringern, verwenden Sie diesen Filter.

Nachdem Sie sich für eine Option entschieden haben, genügt ein Klick auf *Umwandeln,* um sie zu übernehmen.

GIMP macht sich an den Umwandlungsprozess, der je nach gewählten Optionen ein wenig dauern kann. Der Fortschritt wird Ihnen in einem kleinen Balken in der Statusleiste angezeigt.

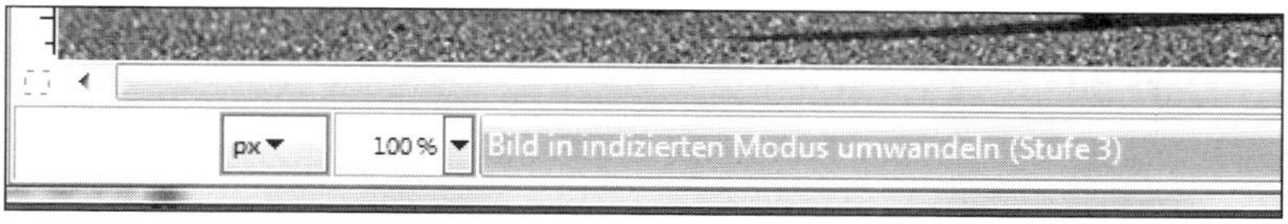

Abb. 3.5: Das kann ein bisschen dauern!

Transformation

Wenn Sie Ihre Fotos mit einer Digitalkamera schießen, verfügen Sie vielleicht über einige Bilder, die hochkant aufgenommen wurden.

Diese Bilder gilt es zu drehen.

Rufen Sie dazu einfach das Menü *Bild* auf, wählen Sie *Transformation* und anschließend aus dem Untermenü den passenden Eintrag.

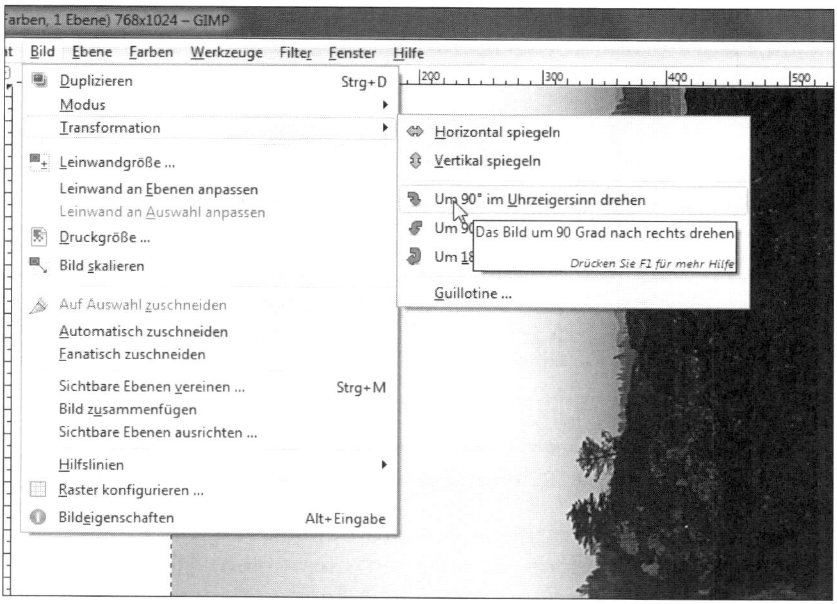

Abb. 3.6: Ein Bild drehen

Nach einem Klick auf die gewünschte Option wird das Bild sofort in die betreffende Richtung gedreht.

Bearbeitungswerkzeuge

Beim Arbeiten mit Bildern werden Sie sicherlich die eine oder andere der Arbeitshilfen zu schätzen wissen, die Ihnen im Folgenden vorgestellt werden.

Ansichtssachen

Wenn Sie mit größeren Bildern arbeiten, die nicht ganz auf die Arbeitsfläche passen, müssen Sie die Ansichtsgröße bzw. den sichtbaren Ausschnitt anpassen. Hierzu stehen Ihnen in GIMP einige Hilfsmittel zur Verfügung.

Unterhalb des Bildes befindet sich ein Listenfeld, in dem Sie eine Reihe von Vergrößerungsstufen vorfinden.

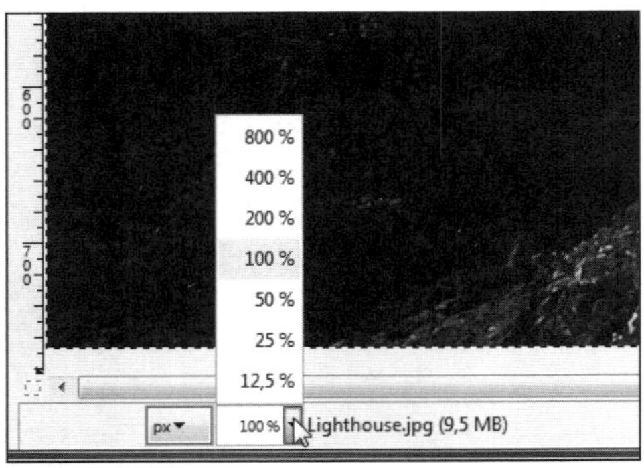

Abb. 3.7: Schnell die Vergrößerung ändern

Ferner können Sie im Untermenü des Befehls *Vergrößerung* im *Ansicht*-Menü verschiedene Zoomstufen auswählen. Hier finden Sie auch so praktische Optionen wie *Bild in Fenster einpassen* oder *Fenster füllen*.

Um die Ansicht eines Bildes zu vergrößern oder zu verkleinern, ist jedoch die Verwendung des Werkzeugs *Vergrößerung* praktischer.

Klicken Sie im *Werkzeugkasten* auf das entsprechende Symbol oder aktivieren Sie es durch Drücken der Taste Z.

Rechts von dem Mauszeiger wird nun eine Lupe mit einem Plus angezeigt. Letzteres zeigt Ihnen an, dass das Werkzeug standardmäßig in den Vergrößerungsmodus geschaltet wird.

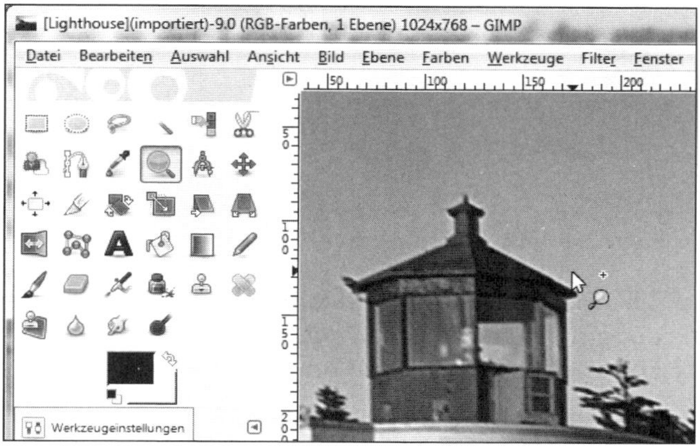

Abb. 3.8: Das Werkzeug Vergrößerung im Einsatz

Bewegen Sie diesen Zeiger auf das Bild und klicken Sie auf die Stelle, die Sie vergrößern möchten.

Augenblicklich wird das Bild um eine Stufe größer dargestellt. Dabei gilt die Regel, dass mit jedem weiteren Klick die Ansicht weiter vergrößert wird.

Wenn Sie dagegen nur einen bestimmten Ausschnitt vergrößern möchten, ist es hilfreich, einen sogenannten *Auswahlrahmen* um das Objekt Ihrer Begierde zu ziehen.

Dazu setzen Sie das Werkzeug *Vergrößerung* an den linken oberen Rand des zu vergrößernden Bereichs und ziehen mit gedrückter linker Maustaste diagonal nach unten rechts einen Rahmen auf. Haben Sie den äußersten Bereich, der vergrößert werden soll, erreicht, lassen Sie die Maustaste los.

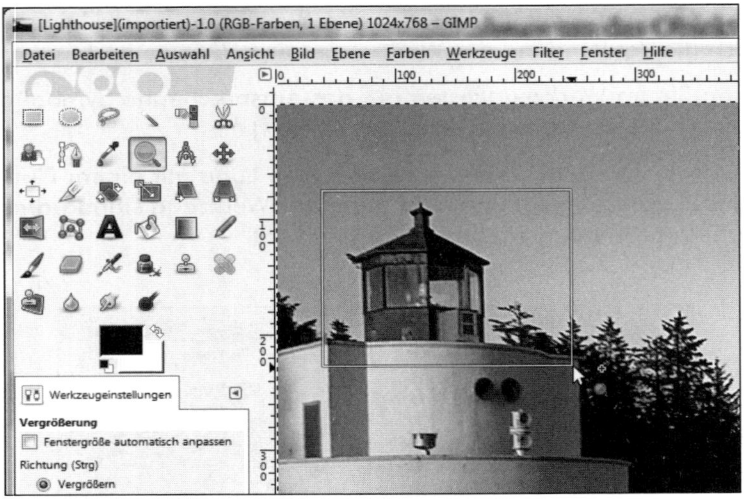

Abb. 3.9: Mit einem Auswahlrahmen vergrößern

Wenn Sie die Ansicht (wieder) verkleinern wollen, aktivieren Sie in den Werkzeugeinstellungen die Option *Verkleinern*, woraufhin statt des Pluszeichens ein Minuszeichen angezeigt wird.

Wenn Sie damit ein Mal auf das Bild klicken, wird die Ansicht um eine Stufe verkleinert.

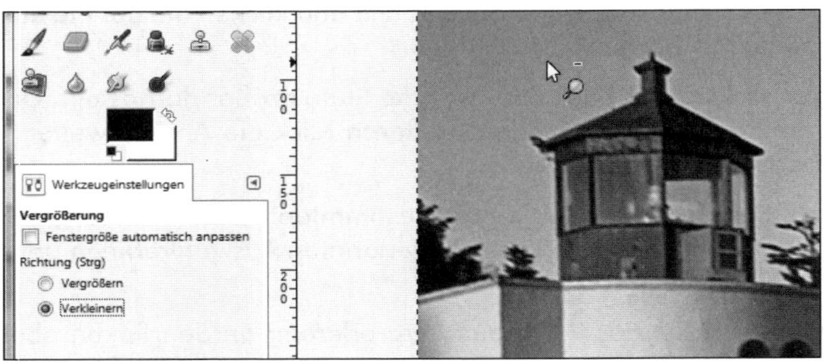

Abb. 3.10: Und wieder verkleinern

TIPP

Rascher geht es übrigens, wenn Sie die [Strg]-Taste gedrückt halten. Dadurch wird das Pluszeichen oberhalb des Lupensymbols durch das Minuszeichen ersetzt.

Bei größeren Bildern ist es hilfreich den Navigator einzusetzen. Mit diesem Werkzeug können Sie sich schnell innerhalb eines Bildes bewegen und einen bestimmten Bildbereich anzeigen.

Klicken Sie mit der Maus auf den Vierfachpfeil im unteren Schnittpunkt der beiden Bildlaufleisten.

Dadurch wird das gesamte Bild daumennagelgroß dargestellt. Zudem befindet sich darin ein kleiner weißer Rahmen, der die Grenzen des Bildfensters symbolisiert.

Um diesen Rahmen zu verschieben, bewegen Sie den Mauszeiger innerhalb der Linien und ziehen ihn dann mit gedrückter Maustaste an die gewünschte Stelle.

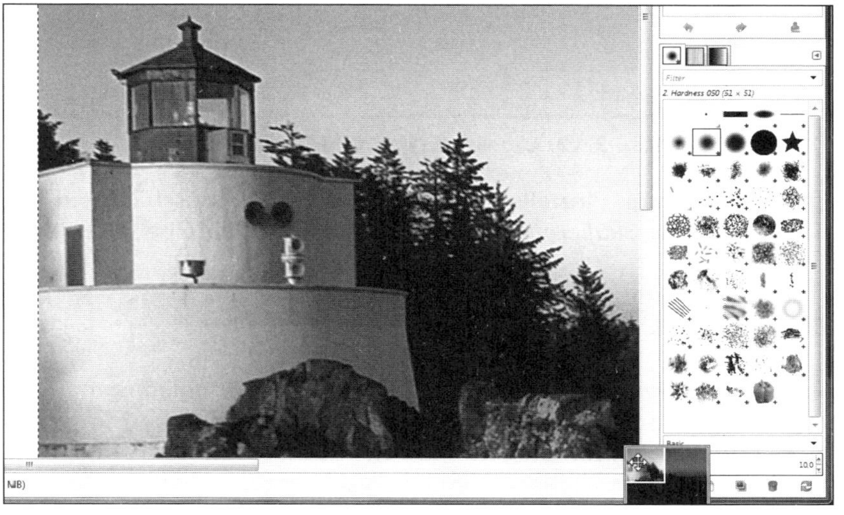

Abb. 3.11: Der Navigator im Einsatz

Bildgröße

Um die Größe eines Fotos zu ändern, wählen Sie die Befehlsfolge *Bild / Bild skalieren*.

Im folgenden Dialogfenster legen Sie im Bereich *Bildgröße* die gewünschten Werte für *Breite* und *Höhe* fest, indem Sie die Werte in den betreffenden Feldern eingeben. Auf Wunsch lässt sich auch die Einheit ändern, zum Beispiel auf *Prozent*, *Zoll* oder *Millimeter*. Dazu müssen Sie lediglich das Listenfeld hinter den Größenangaben öffnen und das gewünschte Maß auswählen.

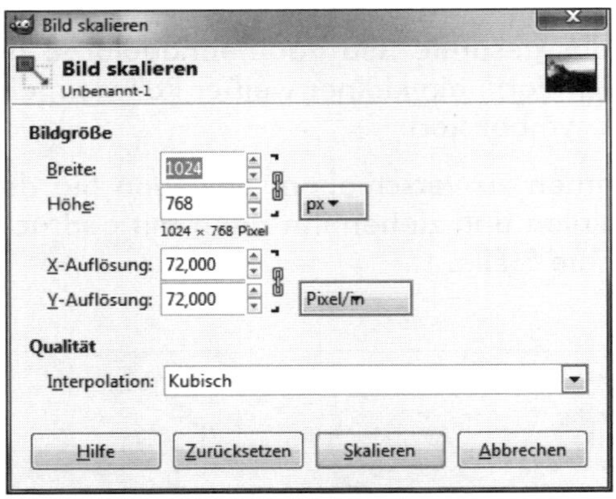

Abb. 3.12: Die Größe des Bildes anpassen

Sind Sie mit Ihren Einstellungen fertig, klicken Sie abschließend auf die Schaltfläche *Skalieren* und schon hat das Bild eine neue Größe.

Zuschneiden

Nicht immer werden eingescannte oder von der Digitalkamera übertragene Bilder so sein, wie Sie es wünschen. Häufig haben sie einen Rand, den es zu entfernen gilt. Oder Sie möchten lediglich einen kleinen Ausschnitt des Bildes behalten und würden den Rest am liebsten wegschneiden.

Mit dem Werkzeug *Zuschneiden* ist eine solche Aktion recht einfach durchzuführen.

Klicken Sie auf das Symbol des Werkzeugs, das Sie im *Werkzeugkasten* finden, oder aktivieren Sie es durch Drücken der Tastenkombination [⇧] + [C].

Der Mauszeiger nimmt daraufhin die Form des Werkzeugs an.

Klicken Sie mit dem Werkzeug auf das Bild und ziehen Sie mit gedrückter linker Maustaste diagonal einen Rahmen über dem Abschnitt auf, den Sie freistellen wollen.

Es erscheint ein dünner Rahmen um den gewählten Bildausschnitt und gleichzeitig werden die Bereiche außerhalb des Ausschnitts grau dargestellt. Das sind die Teile des Bildes, die nachher wegfallen werden.

Wenn Sie den Rahmen etwas zu groß oder zu klein aufgezogen haben, können Sie die Größe jederzeit ändern.

Bewegen Sie dazu den Mauszeiger auf eine der Ecken oder Seiten. Wenn der Mauszeiger die Form eines Winkels annimmt, können Sie durch Ziehen bzw. Schieben den Ausschnitt auf die gewünschte Größe bringen.

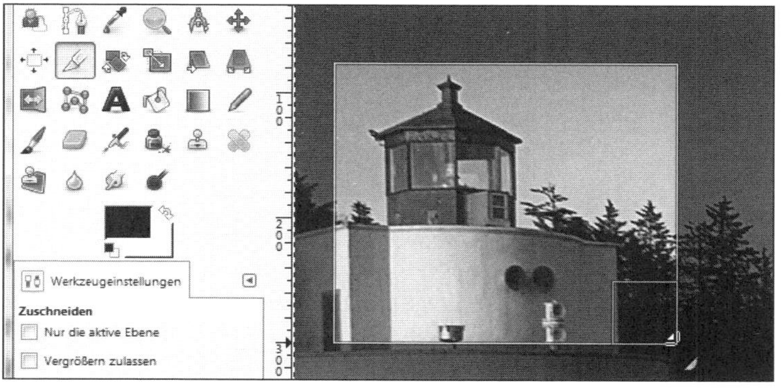

Abb. 3.13: Einen Bildausschnitt anpassen

Haben Sie den gewünschten Ausschnitt eingestellt, doppelklicken Sie innerhalb des Rahmens.

Daraufhin wird das Bild beschnitten – die außerhalb des Bereichs liegenden Bildausschnitte werden entfernt.

Drehen

Manchmal muss man beim Fotografieren eines Objekts die Kamera hochkant halten oder man hält sie im entscheidenden Moment ein wenig schief. Und besonders ärgerlich sind schief aufgenommene Fotos. In diesen Fällen kommt das Werkzeug *Drehen* zur Anwendung.

Aktivieren Sie es durch Anklicken der entsprechenden Schaltfläche oder durch Drücken von [⇧] + [R].

Führen Sie mit dem veränderten Mauszeiger einen Klick auf dem Bild aus.

Dadurch erscheint das gleichnamige Dialogfenster, das Ihnen die entsprechenden Optionen bereitstellt.

Durch Bewegen mit gedrückter Maustaste können Sie nun das Bild in die gewünschte Richtung drehen. Möchten Sie in einem bestimmten Winkel drehen, ist es einfacher, diesen direkt in das Feld *Winkel* einzugeben oder über den Regler unterhalb des Feldes einzustellen.

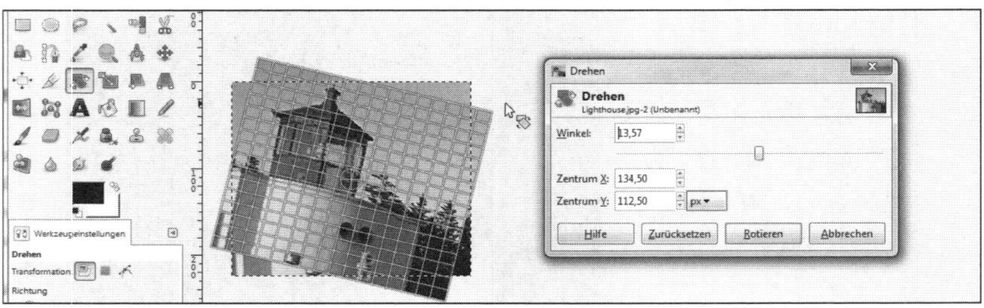

Abb. 3.14: Ein Bild drehen

Standardmäßig wird das Bild übrigens um den Mittelpunkt gedreht. Mithilfe der Felder *Zentrum X* und *Zentrum Y* können Sie diesen ändern und so beispielsweise das Bild um die linke untere Ecke drehen.

TIPP

Den Mittelpunkt können Sie schnell mit der Maus verschieben. Dazu ziehen Sie mit gedrückter Maustaste den Kreis mit dem Kreuz an die gewünschte Stelle.

Wenn Sie im Dialogfenster *Drehen* auf die Schaltfläche *Rotieren* klicken, wird die gewünschte Aktion ausgeführt.

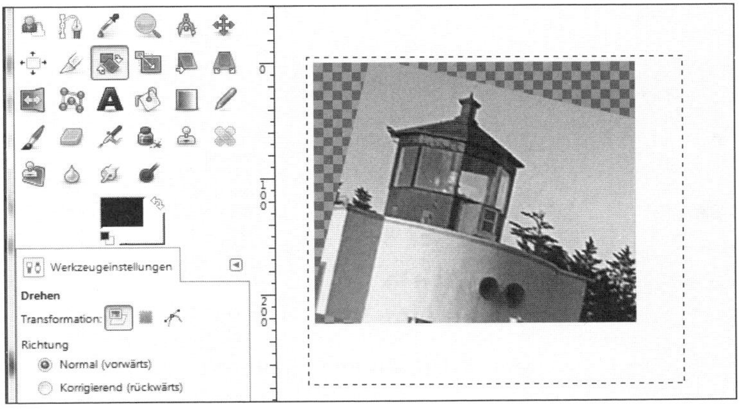

Abb. 3.15: Das fertig gedrehte Bild

Skalieren und Scheren

Möchten Sie das Bild auf ein bestimmtes Format trimmen, nehmen Sie das Werkzeug *Skalieren*.

Nachdem Sie mit dem Werkzeug auf das zu skalierende Bild geklickt haben, erscheint das gleichnamige Dialogfenster. In diesem können Sie in die Felder *Breite* und *Höhe* die gewünschten Abmessungen eingeben und mit einem Klick aus *Skalieren* zuweisen.

TIPP

Im Listenfeld der Schaltfläche, die gegenwärtig mit *px* bezeichnet ist, können Sie weitere Maßeinheiten einstellen.

Das Bild lässt sich auch mit der Maus skalieren. Klicken Sie dazu auf einen der quadratischen Anfasser und ziehen Sie den Rahmen in die gewünschte Richtung. So können Sie beispielsweise ein Motiv stärker in den Mittelpunkt bringen oder einen Finger entfernen, der beim Fotografieren leider in die Linse hineinragte.

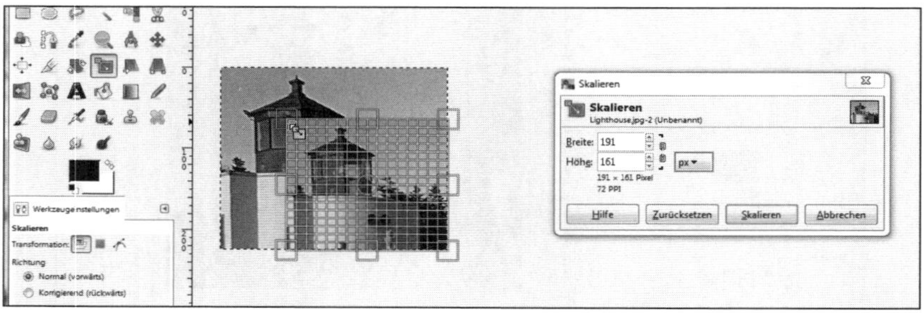

Abb. 3.16: Ein Bild skalieren

TIPP

Wenn Sie beim Skalieren mit der Maus die Strg-Taste gedrückt haben, wird das Bild proportional skaliert.

Das Werkzeug *Scheren* funktioniert auf ähnliche Art und Weise. Dabei wird allerdings eine Seite des Bildes verschoben, sodass aus einem Rechteck ein Trapez wird.

Perspektive

Bestimmt haben Sie auch schon mal einen Turm oder eine Kirche fotografiert. Durch Ihren niedrigen Standpunkt scheinen die Linien nach obenhin zuzulaufen und man erhält auf dem Bild einen anderen Eindruck als in der Realität.

Solche horizontalen oder vertikalen Perspektivenverzerrungen, die infolge des Kippens der Kamera entstehen, können Sie mithilfe des Werkzeugs *Perspektive* korrigieren.

Bewegen Sie den Mauszeiger auf einen der quadratischen Anfasser und ziehen Sie diesen vorsichtig vom Ursprungspunkt weg. Durch Bewegen in vertikaler Richtung können Sie die vertikalen Linien parallel stellen; eine Bewegung in horizontaler Richtung macht das Gleiche für die horizontalen Linien.

Beachten Sie dabei die Anzeigen innerhalb des Dialogfensters *Perspektive* im Bereich *Transformationsmatrix*.

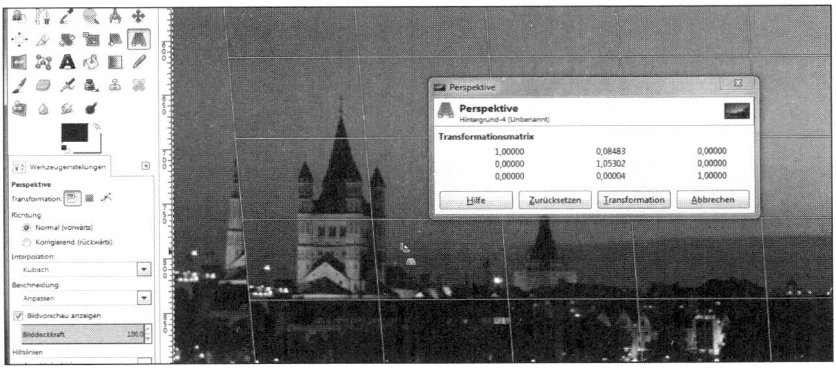

Abb. 3.17: Die Perspektive anpassen

Spiegeln

Möchten Sie ein Bild schnell spiegeln, greifen Sie einfach zum gleichnamigen Werkzeug oder aktivieren es mit [⇧] + [F].

Anschließend zeigen Sie mit dem veränderten Cursor auf das Bild und machen mit gedrückter Maustaste eine ziehende Bewegung in die gewünschte Richtung.

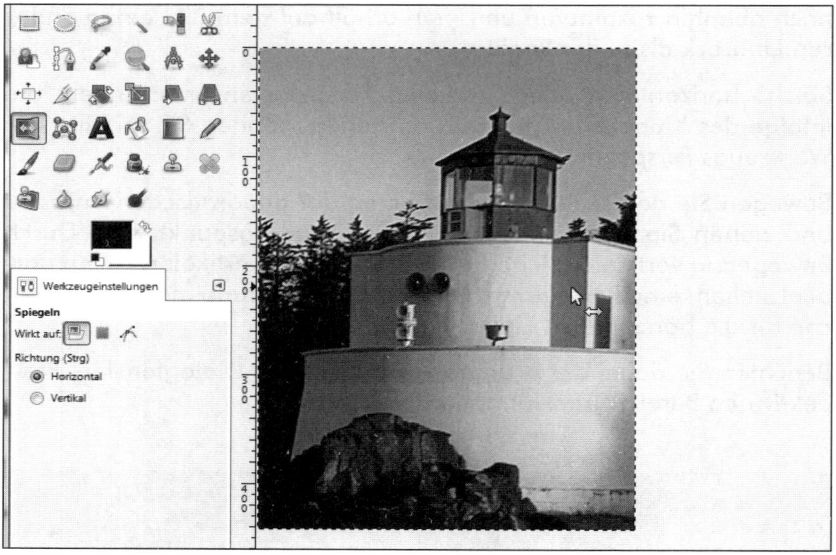

Abb. 3.18: Ein Bild schnell spiegeln

4 Ohne Folgen: Ebenen

Ziele

⇨ Sicherer Umgang beim Erzeugen und Arbeiten mit Ebenen

Schritte zum Erfolg

⇨ Ebenen erzeugen

⇨ Ebenen einsetzen und mit dem Andockdialog *Ebenen* arbeiten

In diesem Kapitel werden Sie die grundlegenden Techniken für die Bearbeitung von Bildern kennenlernen. Doch da dabei einiges schiefgehen kann, werden Sie zunächst die für die Bildbearbeitung unerlässlichen *Ebenen* kennenlernen. Ebenen sind Bildschichten, die übereinanderliegen.

Änderungen sind an einem Bild schnell vorgenommen und man wünscht sich, den letzten Schritt nicht getan zu haben. Ebenen erlauben Ihnen jedoch unbeschwert zu arbeiten, denn im Fall der Fälle können Sie diese und somit die darauf vorgenommenen Korrektur löschen.

Stellen Sie sich Ebenen als durchsichtige Folien vor. Bemalt man die weiter oben liegende Folie, hat das keine Auswirkung auf die darunter liegenden Folien. Wenn Sie zudem in ein Bild etwas einfügen, ist es geändert. Verwendet man dagegen eine leere Ebene und fügt etwas in diese ein, erscheint das Bild zwar auf gleiche Weise geändert, ist es aber nicht.

Wenn Sie noch nie mit Ebenen gearbeitet haben, tun Sie sich vielleicht am Anfang schwer. Stellen Sie sich Ebenen einfach als transparente Folien vor, die exakt übereinanderliegen. Auf diesem Prinzip beruhen beispielsweise die bekannten Overheadfolien, bei denen verschiedene Zustände durch Übereinanderlegen von Folien angezeigt werden können. Dadurch, dass sie eben „durchsichtig" sind, kann man die Änderungen sehen. Ist man mit dem Ergebnis nicht zufrieden, kann man das problemlos rückgängig machen, indem man einfach besagte Ebene löscht. Ist man mit dem Ergebnis dagegen am Ende zufrieden, kann man alle Ebenen verschmelzen und erhält so ein neues Bild. Alternativ kann man aber auch dieses Bild mit den Ebenen abspeichern und zu einem späteren Zeitpunkt wieder weiter ändern.

Wenn Sie in GIMP ein neues Bild erstellen oder öffnen, so besteht dieses zunächst lediglich aus einer Hintergrundebene.

Das lässt sich am besten anhand eines Beispiels zeigen. Laden Sie eine x-beliebige Datei aus Ihrem Bilderordner.

Werfen Sie dann einmal einen Blick auf das Andockfenster *Ebenen*.

Sie dürften hier eine kleine Vorschau ausmachen. Das ist die Ebene.

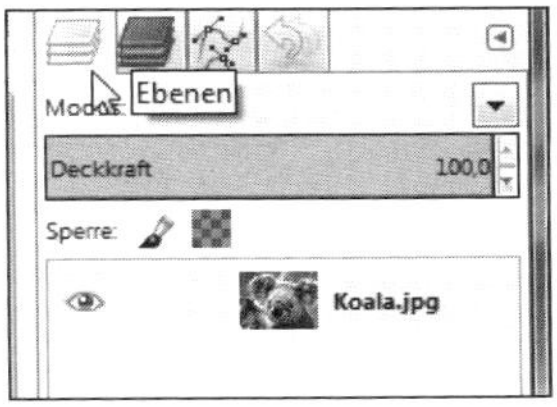

Abb. 4.1: Dieses Bild hat nur eine Ebene

Im Regelfall werden beim Bearbeiten von Bildern weitere Ebenen eingefügt, sodass Sie hier durchaus weitere Ebenen erkennen können.

Einer der Vorzüge von Ebenen ist, dass sie jeweils separat bearbeitet werden können. So ist es möglich, Texten, Objekten oder Farben jeweils eigene Ebenen zuzuweisen, wodurch man sie wesentlich besser bearbeiten kann. Der Vorteil dieser Arbeitsweise zeigt sich nicht zuletzt bei komplexen Objekten. Denn so lassen sich einzelne Ebenen ausblenden oder sperren, wodurch man schneller einen Überblick erhält und unbeabsichtigte Änderungen vermieden werden.

Alle Ebenen liegen separat vor, bis sie – über einen eigenen Menüpunkt – auf eine Ebene reduziert werden. Des Weiteren tritt dieser Fall ein, wenn Sie ein Bild, das Ebenen enthält, in einem anderen Dateiformat als GIMP-XCF-Bild (**.xcf*) speichern.

Ebenen erzeugen

Eine weitere Ebene können Sie über zwei Wege erstellen:

- Sie rufen die Befehlsfolge *Ebene / Neue Ebene* auf.
- Sie klicken im aktivierten *Ebenen*-Andockfenster auf die entsprechende Schaltfläche.

TIPP

Ferner wird eine Ebene automatisch erzeugt, wenn Sie eine Auswahl aus einem Bild in ein anderes verschieben oder die aktuelle Hintergrundebene in die Zwischenablage kopieren und anschließend wieder einfügen.

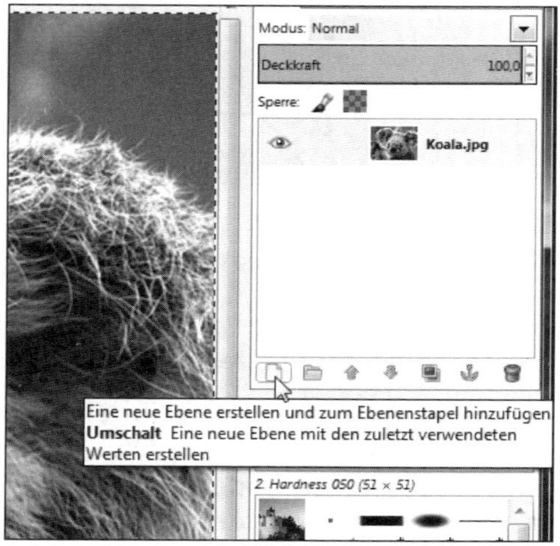

Abb. 4.2: Eine Ebene über das Andockfenster Ebenen erstellen

Sie erhalten das Dialogfenster *Neue Ebene*.

In diesem können Sie im Feld *Ebenenname* gleich eine aussagekräftige Bezeichnung, etwa was Sie mit dieser Ebene vorhaben, eingeben.

Falls gewünscht, können Sie auch noch gleich die *Breite* und *Höhe* festlegen und die *Ebenenfüllart* auswählen.

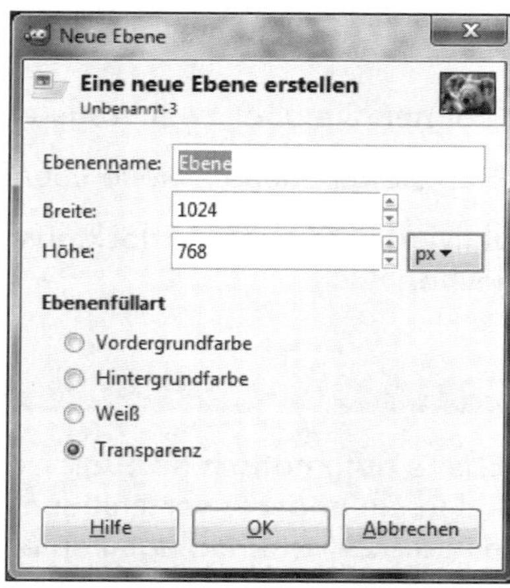

Abb. 4.3: Die Ebeneneinstellungen vornehmen

Belassen Sie es an dieser Stelle einmal bei den Vorgaben und klicken Sie auf *OK*.

Wie Sie sogleich dem Andockfenster entnehmen können, wird die neue Ebene oberhalb der ersten Ebene eingefügt. Sie enthält noch keinerlei Bildinformationen und ist – gemäß der Voreinstellung – durchsichtig.

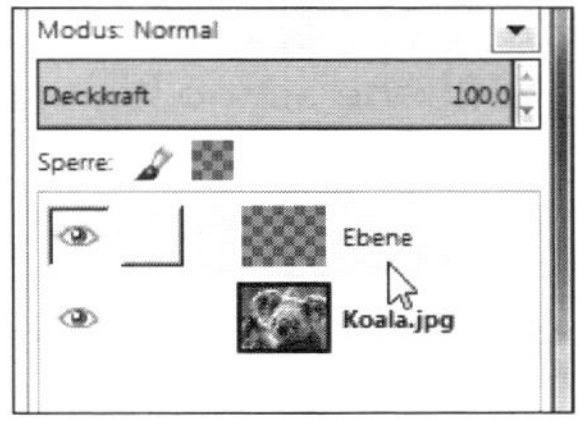

Abb. 4.4: Die neue Ebene

Elementare Arbeiten mit Ebenen

Die Verwaltung der Ebenen erfolgt ebenfalls in dem Andockfenster *Ebenen*.

Namen nachträglich ändern

Möchten Sie die Eigenschaften einer Ebene ändern, klicken Sie mit der rechten Maustaste auf die zu ändernde Ebene und wählen den Kontextmenübefehl *Ebeneneigenschaften*.

Im folgenden gleichnamigen Dialogfenster können Sie im Feld *Ebenenname* der Ebene einen aussagekräftigeren Namen zuweisen, damit Sie sie schneller ausmachen können.

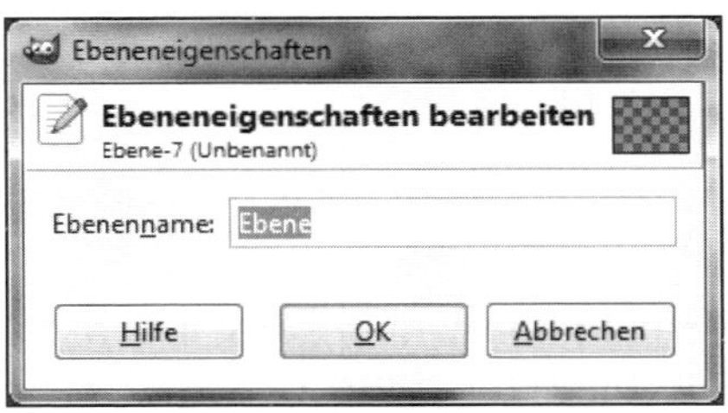

Abb. 4.5: Eine Ebene umbenennen

Gerade wenn ein Bild viele Ebenen enthält, findet man eine bestimmte Ebene schneller, wenn man die verschiedenen Ebenen sinnvoll benannt hat.

Ebenen ausblenden

Sicherlich ist Ihnen auch das Augensymbol aufgefallen. Es dient dazu, eine Ebene auszublenden, und verhilft Ihnen so zu mehr Übersicht.

Möchten Sie eine Ebene ausblenden, bewegen Sie den Mauszeiger einfach auf das Augensymbol und klicken es dann an.

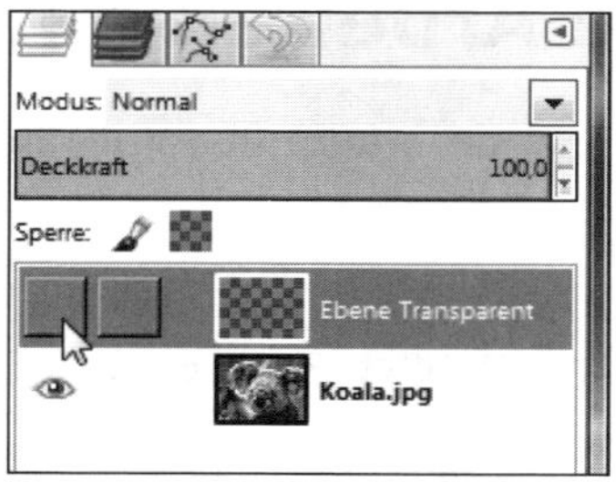

Abb. 4.6: Die Ebene wurde ausblendet

Das Augensymbol verschwindet und augenblicklich wird diese Ebene nicht mehr angezeigt.

Ebenen gegen Bearbeitung sperren

Ein wichtiger Vorteil einer Ebene ist, dass Sie sie gegen – ungewollte – Änderungen sperren können.

Zeigen Sie dazu mit der Maus auf die Schaltfläche hinter dem Augensymbol und klicken dann darauf.

Es erscheint nun ein Kettensymbol, das Ihnen anzeigt, dass diese Ebene gegen Änderungen geschützt ist.

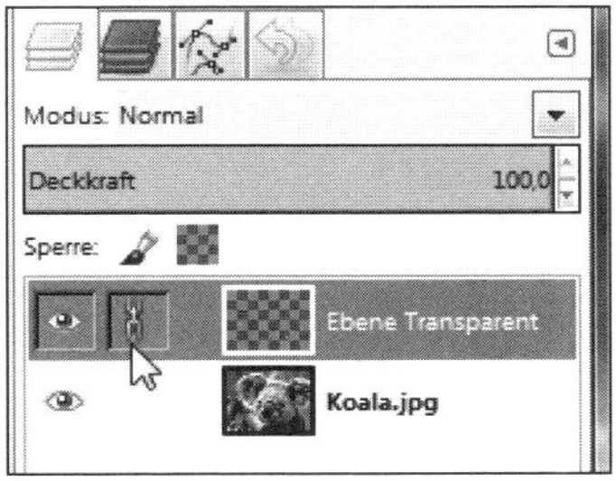

Abb. 4.7: Die Ebene sperren

Ebenen verankern

Wenn Sie eine Auswahl von einer Ebene in eine andere kopieren, wird diese zunächst als *Schwebende Auswahl* angezeigt.

Konkret bedeutet dass, dass sie sich im Zwischenspeicher befindet. Gegenwärtig kann man sie noch verschieben oder skalieren.

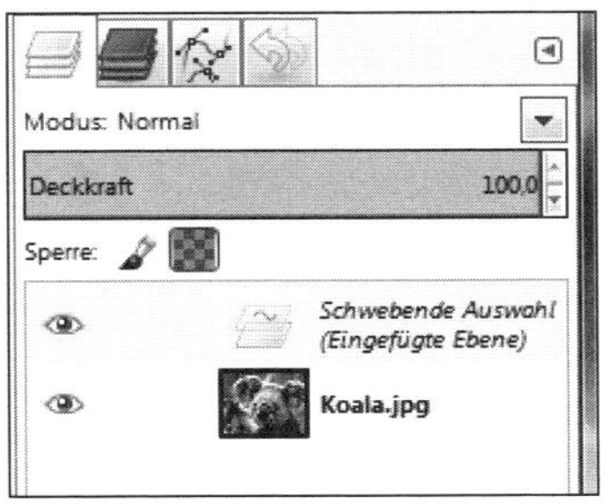

Abb. 4.8: Eine schwebende Auswahl

Um diese Schritte auszuschließen, muss die Auswahl mit der darunter liegenden Ebene verankert werden. Dazu genügt es, auf das Ankersymbol (*Schwebende Auswahl verankern*) zu klicken.

Dadurch wird die Auswahl in die jeweils aktive (also farbig hinterlegte) Ebene integriert.

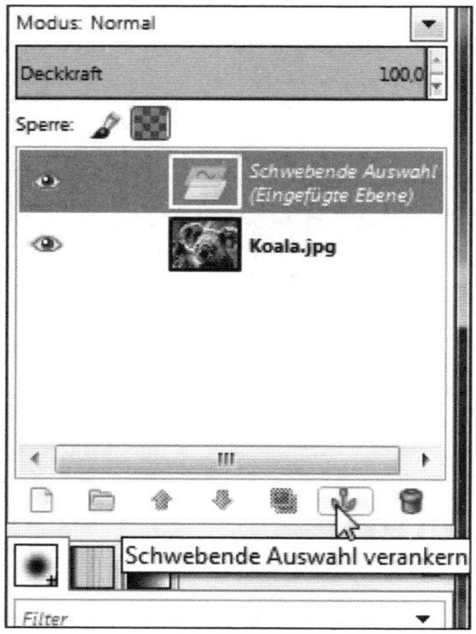

Abb. 4.9: Eine schwebende Auswahl verankern

Ebenen duplizieren

Benötigen Sie eine Kopie einer bestimmten Ebene, duplizieren Sie sie.

Aktivieren Sie dazu die Ebene, die Sie duplizieren wollen, und klicken Sie anschließend auf das entsprechende Symbol am unteren Rand des Andockfensters.

Im *Ebenen*-Andockfenster wird die Kopie über der betreffenden Ebene dargestellt und der Bezeichnung der Zusatz *Kopie* angefügt.

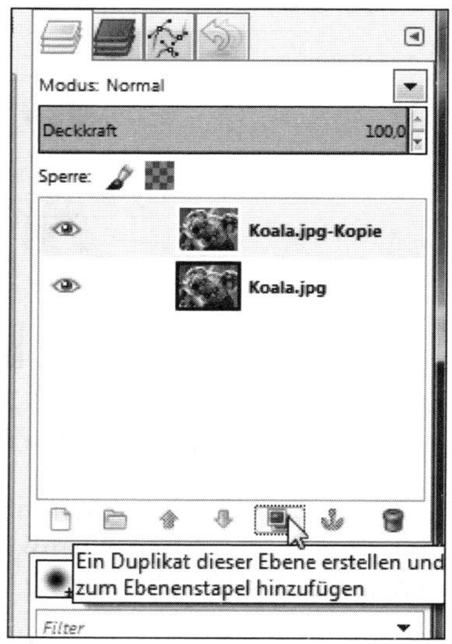
Modus: Normal
Deckkraft
100,0
Sperre:
Koala.jpg-Kopie
Koala.jpg
Ein Duplikat dieser Ebene erstellen und
zum Ebenenstapel hinzufügen
Filter

Abb. 4.10: Ein Duplikat erstellen

Ebenenreihenfolge ändern

Die Ebenen liegen, wie erwähnt, wie eine Reihe von Overheadfolien übereinander und „verdecken" so jeweils die darunter liegende Ebene. Die Reihenfolge der verschiedenen Ebenen bestimmt somit, was darin als Vorder- und was als Hintergrund angezeigt wird.

Allerdings werden sich die Ebenen nicht immer in der von Ihnen gewünschten Reihenfolge befinden. Die Anordnung können Sie aber einfach ändern.

Zum Umordnen klicken Sie im Andockfenster *Ebenen* die betreffende Ebene an und halten die Maustaste gedrückt.

Dann ziehen Sie diese Ebene einfach über oder unter die Ebene, vor bzw. nach der Sie sie platzieren wollen.

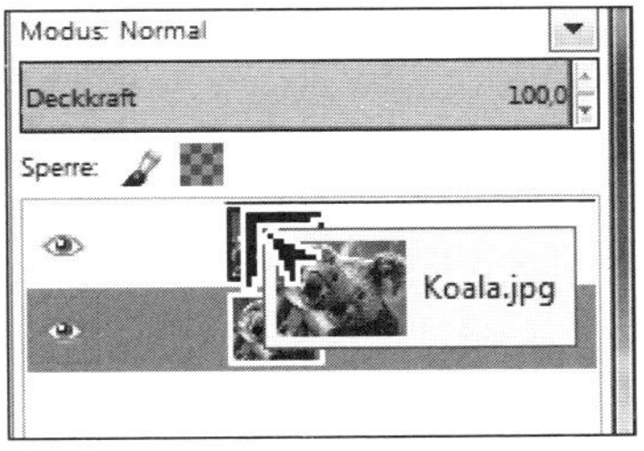

Abb. 4.11: Die Reihenfolge können Sie problemlos umstellen

Als optische Kontrolle erhalten Sie in diesem Fall eine kleine Markierung, die Ihnen die Einrastposition der Ebene anzeigt.

Wenn Sie die Maustaste an der gewünschten Stelle loslassen, wird die Ebene dort eingefügt.

Ebenen reduzieren

Das Arbeiten mit Ebenen hat einen kleinen Nachteil. Ein Bild mit mehreren Ebenen benötigt mehr Speicherplatz. Sind alle Arbeiten an einem Bild abgeschlossen, ist es ratsam, die einzelnen Ebenen auf eine einzige zu reduzieren.

Klicken Sie mit der rechten Maustaste auf eine der Ebenen und wählen Sie den Kontextmenübefehl *Sichtbare Ebenen vereinen*.

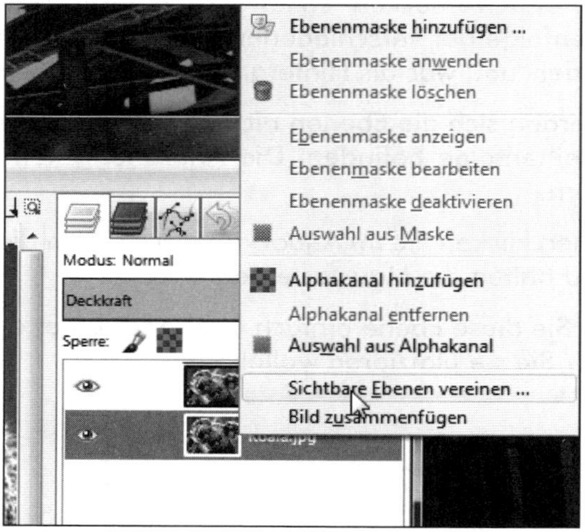

Abb. 4.12: Nach Abschluss aller Arbeiten sollten Sie Speicherplatz sparen

Sie erhalten das Dialogfenster *Ebenen vereinen*, in dem Sie die Eigenschaft der vereinten Ebene festlegen können.

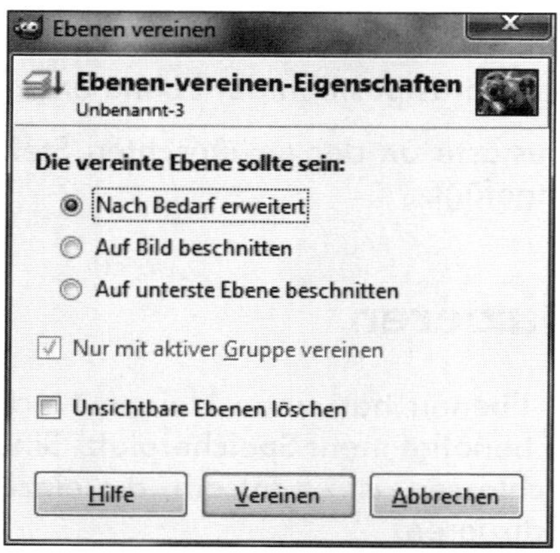

Abb. 4.13: Die Ebenen vereinigen

Entscheiden Sie sich je nach dem gewünschten Ergebnis für:

- *Nach Bedarf erweitert*: Diesen Eintrag wählen Sie, wenn die erzeugte Ebene so groß sein soll, dass alle vereinten Ebenen vollständig hineinpassen.
- *Auf Bild beschnitten*: Möchten Sie erreichen, dass die erzeugte Ebene die Größe des Bildes hat, wählen Sie diese Option. Dabei gilt zu beachten, dass falls eine der vereinten Ebenen größer sein sollte als das Bild, diese auf die Bildgröße beschnitten wird.
- *Auf unterste Ebene beschnitten*: Hiermit werden alle sichtbaren Ebenen auf die unterste Ebene reduziert.

Möchten Sie ferner, dass alle unsichtbaren Ebenen gelöscht werden, aktivieren Sie das Kontrollkästchen *Unsichtbare Ebenen löschen*.

Abschließend klicken Sie auf die Schaltfläche *Vereinen*, um den Vorgang zu starten.

Ebenen löschen

Nicht immer gelingt ein Bearbeitungsschritt. Im Fall eines Missgeschicks löschen Sie einfach die Ebene und das Malheur ist behoben. Die Hintergrundebene bleibt dabei in jedem Fall erhalten.

Um eine Ebene zu löschen, muss diese markiert sein.

Klicken Sie dann auf das Mülleimersymbol (*Diese Ebene löschen*) am unteren rechten Rand des Andockfensters.

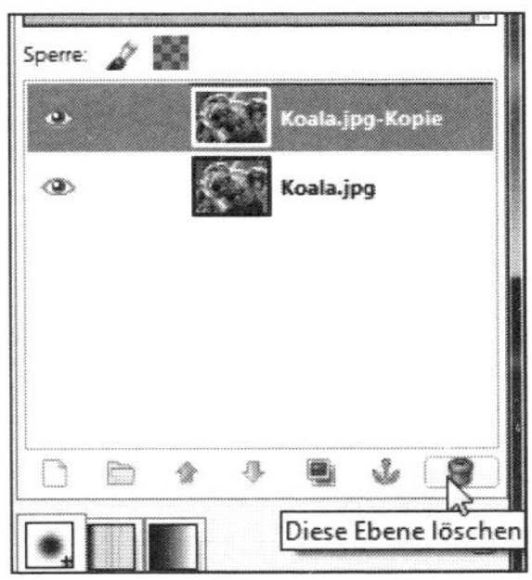

Abb. 4.14: Und weg!

TIPP

Mehrere Ebenen markieren Sie mit gedrückter [Strg]-Taste.

5 Optimal: Bilder im rechten Licht

Ziele

- Bilder automatisch korrigieren lassen
- Die Bildqualität eingescannter oder digital aufgenommener Bilder verbessern

Schritte zum Erfolg

- Bilder analysieren
- Kleine Fehler rasch beheben mit der automatischen Optimierung
- Bilder selbst auf Vordermann bringen

Bestimmt verfügen Sie auch über solche Bilder, die nicht so aussehen, wie Sie sollten. Vielleicht sind sie zu dunkel, haben einen Farbstich oder sind unscharf?

Eine der zentralen Aufgaben von GIMP liegt in der Bildbearbeitung, genauer der Korrektur fehlerhafter Bilder. Und hier bietet Ihnen das Programm eine Reihe an abgestuften Möglichkeiten.

In diesem Kapitel werden Sie die grundlegenden Techniken für die Optimierung von Bildern kennenlernen. Dabei werden Sie nicht umhinkommen, sich ein wenig mit der „grauen" Theorie der Bildbearbeitung zu beschäftigt. Zugleich erfahren Sie dabei, mit welchen Funktionen von GIMP Sie die Bildqualität Ihrer eingescannten oder digital aufgenommenen Bilder auf einfache Weise verbessern können.

TIPP

Es ist sinnvoll, alle Änderungen auf Ebenen durchzuführen und nicht am Originalbild. Es besteht nämlich immer die Möglichkeit, dass man mit dem einen oder anderen Schritt nicht glücklich ist. In so einem Fall löscht man einfach die Ebene und schon hat man wieder das Originalbild.

Analyse von Bildern

Bevor Sie an die Verbesserung eines Bildes denken können, muss es zunächst begutachtet werden. Doch leider ist das Empfinden von Farben und damit auch von Bildern subjektiv und hängt beim Betrachten auf einem Computer nicht zuletzt von der Hardware (beispielsweise der richtigen Einstellung des Monitors) ab.

Es gibt aber eine Möglichkeit, die Bildqualität neutral zu ermitteln: das *Histogramm*. Ein solches Histogramm beschreibt, wie häufig verschieden helle Stellen im Bild sind. Konkret wird die Anzahl der Pixel für jede Helligkeitsstufe ermittelt und grafisch anzeigt, sodass man es wunderbar für die Diagnose von Farb- und Helligkeitswerten eines Bildes einsetzen kann.

Öffnen Sie zunächst das zu begutachtende Bild und wählen Sie dann die Befehlsfolge *Farben / Information / Histogramm*.

Es wird der andockbare Dialog *Histogramm* eingeblendet und präsentiert Ihnen die Analyse des Bildes.

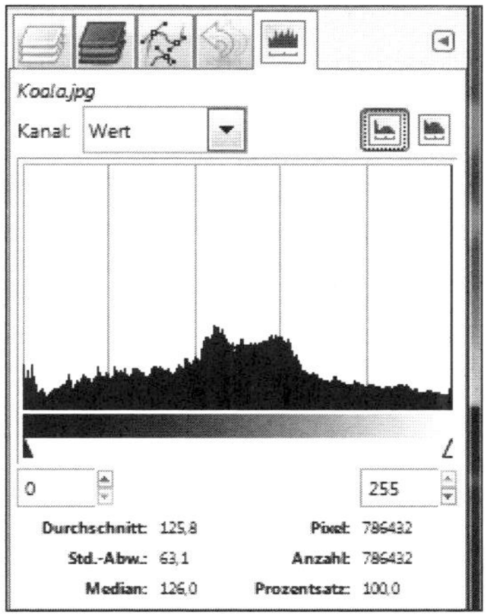

Abb. 5.1: Das Histogramm

Gleichzeitig hat GIMP in dem Moment, in dem Sie diesen Befehl aufgerufen haben, im Hintergrund alle Pixel des Bildes analysiert, deren Häufigkeit festgestellt und mit diesen Angaben das Histogramm erstellt.

Das Histogramm zeigt von links nach rechts, wie häufig bestimmte Helligkeiten im Bild sind. Ganz links ist Schwarz, nach rechts wird es zunehmend heller, bis auf der rechten Seite Weiß erreicht ist. Auf der x-Achse können Sie erkennen, ob das Bild genügend Details in den Tiefen, also dunkle Pixel (linke Seite), in den Mitteltönen und in den Lichtern, den hellen Pixeln (rechte Seite), aufweist. Die Werte reichen dabei von 0 (der dunkelste Wert) bis 255 (der hellste Wert). Wie oft dabei die einzelnen Pixelwerte vorkommen, also die jeweilige Helligkeitsstufe, wird Ihnen durch die Höhe der Berge angezeigt (y-Achse). Je höher ein solcher Berg ist, desto häufiger kommt eine Helligkeit vor, desto mehr Pixel haben diese Helligkeit. Die Täler bzw. Lücken in der grafischen Darstellung zeigen Ihnen dagegen, dass es an dieser Stelle keine Bildpunkte mit dieser Helligkeit gibt.

Wenn Sie den Mauszeiger auf dem Histogramm platzieren, wird Ihnen durch einen Pfeil markiert der *Tonwert* angezeigt. Es handelt sich dabei um die digitale Information eines Bildpunktes, genauer gesagt versteht man darunter die Intensität einer Farbe in einem Bereich von 0% (was Schwarz entspricht) bis 100% (was Weiß entspricht). Bezogen auf ein Computerbild werden die digitalen Informationen eines Bildpunktes als Tonwert bezeichnet. Dabei gilt die Faustregel, dass diese möglichst gleichmäßig verteilt sein sollten. Das ist allerdings häufig nicht der Fall, denn sehr oft finden sich nur Vorkommnisse in den Mitteltönen oder diese sind zu dunkel oder zu hell. In solchen Fällen ist eine Nachbearbeitung erforderlich und Sie können solche Beleuchtungsfehler mit den Einstellmöglichkeiten der Tonwertkurve ausgleichen.

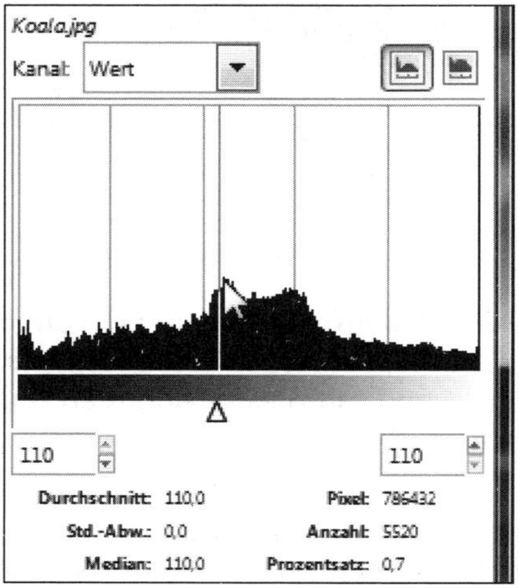

Abb. 5.2: Anzeige des Tonwertes

In der vorherigen Abbildung steht der Cursor bei *110*, folglich ist das der betreffende Tonwert.

Im unteren Bereich des Andockfensters werden Ihnen noch weitere statistische Informationen zu den Farbwerten der Pixel angezeigt:

⇨ *Durchschnitt:* Dieser Wert zeigt den durchschnittlichen Helligkeitswert aller Pixel im ausgewählten Kanal an.

- *Std.-Abw.:* Diese Angabe zeigt Ihnen, wie stark die Helligkeitswerte im Einzelnen voneinander abweichen (die sogenannte Standardabweichung).
- *Median:* Hier finden Sie den Zentralwert der vorhandenen Helligkeitswerte.

Auf der rechten Seite finden Sie folgende Informationen:

- *Pixel:* Dieser Wert gibt die Anzahl der gesamten Pixel des Bildes an.
- *Anzahl:* Bei diesem Wert wird Ihnen die Anzahl der Bildpunkte des markierten Bereichs angezeigt. In der obigen Abbildung sind es 5520 Stück.
- *Prozentsatz:* Über diesen Wert können Sie feststellen, wie viel Prozent der gesamten Bildpunkte im ausgewählten Kanal einen dunkleren Tonwert haben als jene an der Mauszeigerposition im Diagramm.

TIPP

Verwenden Sie zur Begutachtung eines Bildes am besten stets zunächst das Histogramm. Dessen Angaben geben Ihnen wertvolle Hinweise auf die Qualität des gerade geöffneten Bildes. So weisen beispielsweise bei einem eingescannten Bild fehlende Tonwerte im hellen oder im dunklen Bereich auf eine fehlerhafte Scannereinstellung hin.

Automatische Optimierung

Bestimmt kennen Sie das auch. Da haben Sie ein paar Schnappschüsse gemacht und möchten diese Ihren Freunden gleich auf dem Notebook oder Smartphone vorführen. Doch leider hatten Sie vergessen, den Blitz einzuschalten, oder Sie haben beim Aufnehmen die Kamera falsch gehalten.

Im Allgemeinen hilft hierbei die automatische Optimierung weiter, deren Name Programm ist. Gerade dann, wenn Sie einen kleinen

Fehler rasch beheben möchten, ist sie oft die richtige und schnelle Wahl. Sie müssen lediglich das betreffende Bild geladen haben und wählen dann eines der automatisierten Korrekturwerkzeuge unter dem Menüpunkt *Farben / Automatisch*.

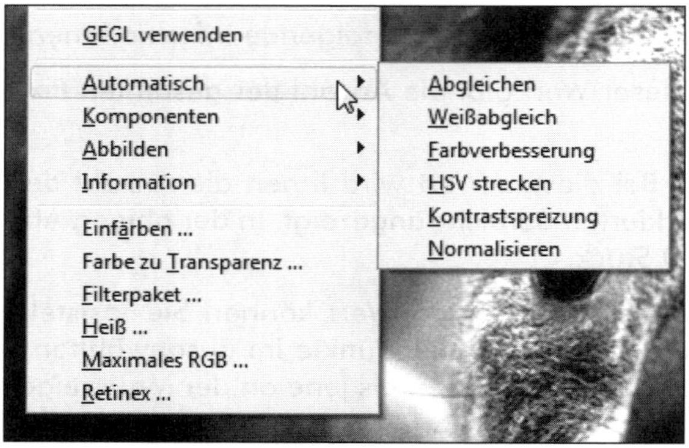

Abb. 5.3: Die Optionen auf einen Blick

Sie müssen nun keine weiteren Einstellungen mehr vornehmen, die Korrekturen werden sofort ausgeführt. Das hat zum einen den Vorteil, dass man sehr schnell zu einem Ergebnis kommt, zum anderen aber den Nachteil, dass man keinen Einfluss auf das Ergebnis nehmen kann.

Sollte das Ergebnis Sie nicht überzeugen, können Sie aber jederzeit – wie noch zu zeigen sein wird – selbst Hand anlegen.

Doch schauen Sie sich zunächst einmal die Werkzeuge an, die im Einzelnen folgendes bewirken:

⇨ *Abgleichen*: In diesem Fall werden lediglich die Kontraste erhöht und die Farben entsprechend korrigiert. Konkret wird dabei automatisch die Helligkeit der aktiven Ebene so einstellen, dass die Helligkeitswerte annähernd gleich verteilt werden. Man spricht dabei von einer *Tonwertkorrektur*. Im Idealfall sind die unterschiedlichen Farbtöne eines Bildes möglichst gleichmäßig verteilt, sodass ganz weiße und ganz schwarze Pixel vorhanden sind.

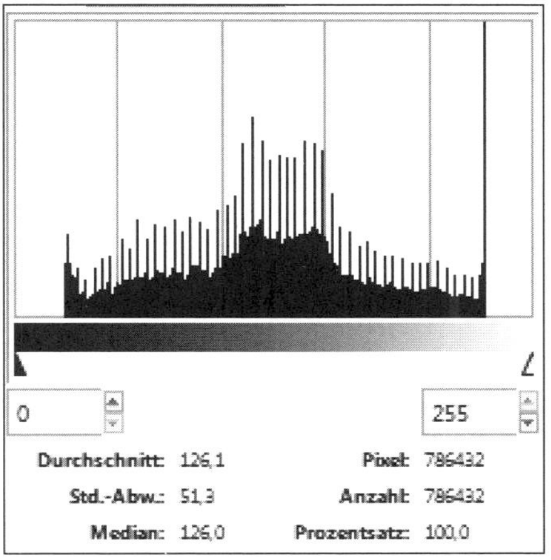

Abb. 5.4: Das Histogramm eines flauen Bildes

Sehr oft finden sich aber nur – wie in der vorherigen Abbildung ersichtlich – Vorkommnisse in den Mitteltönen. Wenn Sie ein solches Bild betrachten, bemerken Sie rasch, dass es sich um ein flaues, also kontrastarmes Bild handelt.

⇨ *Weißabgleich*: Er kommt immer dann zum Einsatz, wenn Bilder schlechte Weiß- oder Schwarzanteile besitzen.

⇨ *Farbverbesserung*: Dieses Hilfsmittel entfernt unerwünschte Farbstiche, korrigiert Farben mit zu starker bzw. zu geringer Sättigung und gestaltet Farben leuchtender oder gedeckter, um so für eine ausgewogene Farbbalance des Bildes zu sorgen.

⇨ *HSV strecken*: Der HSV-Farbraum ist der Farbraum, bei dem man die Farbe mithilfe des Farbtons (englisch *hue*), der Farbsättigung (*saturation*) und des Helligkeitswertes (bzw. der Dunkelstufe) (*value*) definiert. Dieses Farbmodell geht von einem Farbkreis aus, bei dem jeder Farbton durch seine Position in Gradzahlen definiert wird. Auf diese Weise ergeben sich 360 verschiedene Farbtöne. Dabei gelten folgende Grundregeln: Der *Farbton* legt fest, welche Farbe verwendet wird. Die *Sättigung* bestimmt die Stärke der Farbtiefe und somit der Leuchtkraft für jede Farbe des Bildes. Dadurch können Grauanteile aus der Farbe entfernt werden. Und die *Helligkeit* der Farbe bestimmt ihre Strahlkraft. Die automatische Funktion versucht, ein harmonisches Bild durch Abstimmung der drei Komponenten zu erreichen.

- ➯ *Kontrastspreizung*: Die Kontrastspreizung korrigiert eine fehlerhafte Verteilung der weißen und der schwarzen Flächen und verhilft oft zu brillanteren Bildern.
- ➯ *Normalisieren*: Dieser Menüpunkt ist für unterbelichtetet Bilder nützlich, da hierbei das ganze Bild so lange gleichförmig angepasst wird, bis der hellste Punkt genau am Sättigungslimit liegt und der dunkelste Punkt schwarz ist. Der Nachteil ist, dass der Helligkeitsgrad einzig durch den hellsten bzw. dunkelsten Punkt des Bildes festgelegt wird.

Manuelle Optimierung

Falls Ihnen keine der automatisierten Farbeinstellungen weiterhilft, ist es an der Zeit, eines der interaktiven Werkzeuge auszuprobieren.

Nachdem die Analyse eines Bildes beendet ist, geht es an dessen Optimierung. So haben beim Fotografieren beispielsweise die Lichtverhältnisse auf das Ergebnis eine entscheidende Wirkung. Allerdings ist es des Öfteren nicht so, wie es sein sollte, und Sie müssen Korrekturen vornehmen.

GIMP stellt Ihnen dazu im Menü *Farben* eine Reihe von Hilfsmitteln zur Verfügung.

Farbabgleich

Die Funktion *Farbabgleich* ermöglicht es, Farbstiche aus Bildern zu entfernen und somit die Farbverteilung zu korrigieren. Des Weiteren können Sie damit aber auch Bilder farbig verfremden.

Beim Arbeiten mit dieser Funktion sollten Sie auch die Folgen beachten. So kann man eine Farbe nicht allein betrachten, da sie stets im Zusammenspiel mit den anderen ihre Wirkung entfaltet. Einen solchen Farbkreis können Sie betrachten, indem Sie im *Werkzeugkasten* auf das Farbtonfeld *Vordergrundfarbe* und im folgenden Dialogfenster auf die vierte Registerkarte klicken.

In einem solchen Farbkreis, man spricht auch vom *Farbtonkreis*, werden die rein bunten Farben geordnet, also solche Farben, die weder Schwarz, Weiß noch Grau enthalten. Farbtöne, die sich in diesem Kreis gegenüberliegen, werden als Gegenfarben oder auch Komplementärfarben bezeichnet.

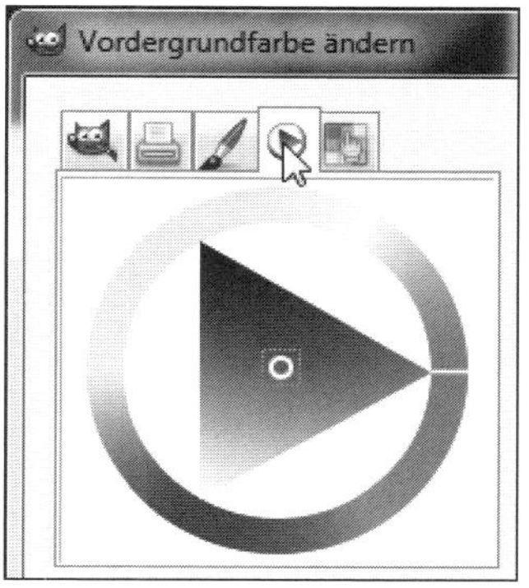

Abb. 5.5: Der Farbtonkreis

Daraus ergeben sich für die Farbmischung folgende Grundregeln:

⇨ Um die Stärke einer Farbe zu verringern, muss die Stärke der Komplementärfarbe im Farbkreis erhöht werden.

⇨ Soll die Farbe dagegen verstärkt werden, ist die Komplementärfarbe dementsprechend zu verringern.

Um nun unerwünschte Farbstiche auf einem Bild zu entfernen oder Farben mit zu starker bzw. zu geringer Sättigung zu korrigieren, müssen Sie für eine ausgewogene Farbbalance des Bildes sorgen. Diese Einstellungen führen Sie im Dialogfenster *Farbabgleich* durch, das Sie durch Aufruf der Befehlsfolge *Farben / Farbabgleich* erhalten.

Mit den Optionen im Bereich *Den zu bearbeitenden Bereich wählen* können Sie einstellen, ob die *Schatten*, also die dunklen Pixel, die Mitteltöne (*Mitten*) oder die *Glanzlichter*, also die hellen Pixel, bearbeitet werden sollen.

Durch Verschieben der Farbregler im Bereich *Farbwerte anpassen* können Sie jeden Kanal einzeln einstellen.

TIPP

Achten Sie darauf, dass das Kontrollkästchen *Helligkeit erhalten* aktiviert ist, da so die Gesamthelligkeit des Bildes erhalten wird.

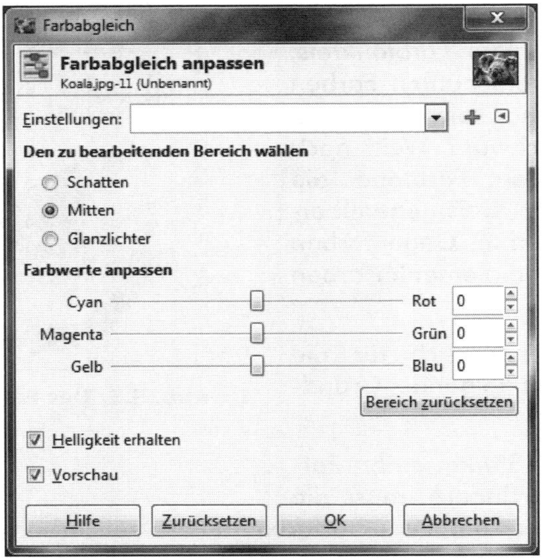

Abb. 5.6: Das Dialogfenster Farbabgleich

Möchten Sie beispielsweise die Farbbalance in einem RGB-Bild dadurch herstellen, dass Sie den Eindruck von Gelb mindern, können Sie das Bild durch Entfernen von Grün und Rot oder durch das Hinzufügen von Blau abschwächen. Einen Blaustich entfernt man durch das Hinzufügen von Rot und Gelb.

Farbton/Sättigung

Mit der Funktion *Farbton/Sättigung* können Sie den Farbton, die Sättigung und die Helligkeit des gesamten Bildes oder einzelner Farbkomponenten in einem Bild einstellen und so dem Bild zu einer harmonischen Ausgewogenheit verhelfen. Darüber hinaus können Sie Bilder nachträglich kolorieren.

Rufen Sie das Dialogfenster *Farbton/Sättigung* über *Farben / Farbton/ Sättigung* auf. Mit den hier verfügbaren Optionen können Sie einzelne Farben isoliert ändern, zum Beispiel Gelb in Blau umwandeln, sowie ihre Sättigung (Intensität, Reinheit) und Helligkeit ändern.

Über die Optionen des Bereichs *Zu bearbeitende Primärfarbe auswählen* legen Sie zunächst den Farbbereich fest, den Sie ändern wollen. Bei aktivierter Schaltfläche *Alle* werden alle Farbtöne geändert.

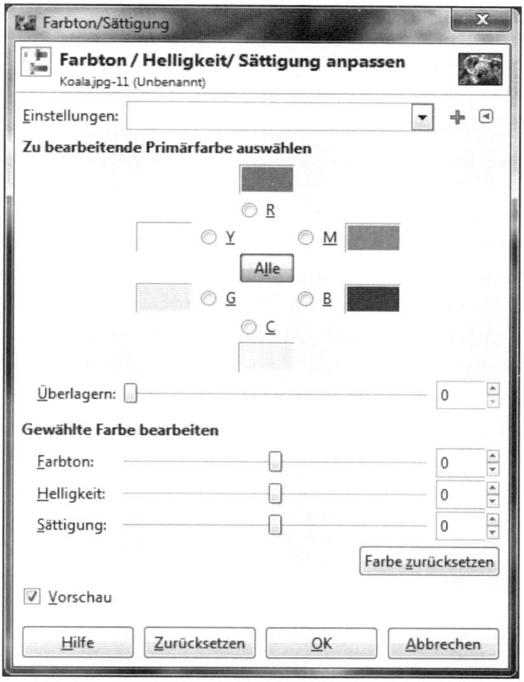

Abb. 5.7: Hier wird die Farbbalance eingestellt

Mit dem Schieberegler *Überlagern* können Sie einstellen, wie weit sich die Farbbereiche überschneiden dürfen.

Für die Einstellungen im Bereich *Gewählte Farbe bearbeiten* gelten folgende Grundregeln:

⇨ Über die Einstellung *Farbton* (der Grundfarbe) legen Sie fest, welcher Farbton verwendet wird. Den Einstellungen in diesem Dialogfenster liegt das HSB-Farbmodell zugrunde. Mit dem Regler können Sie je 180 Farbtöne nach links bzw. nach rechts einstellen.

TIPP

Das *HSB-Farbmodell* verwendet die additive Farbmischung, um Volltonfarben darzustellen. Der Farbton (**H**) wird als Winkel zwischen 0 und 360 Grad angegeben und bestimmt die Position der Farbe in einem Standardfarbkreis. Die Sättigung (**S**) legt fest, wie hoch der Grauanteil einer Farbe ist. Sie wird in einem prozentualen Wert von 0% (Schwarz) bis 100% (Weiß) angegeben. Die Helligkeit (**B**) einer Farbe wird ebenfalls in Prozentwerten angegeben. Dabei steht 0% für Schwarz und 100% für Weiß.

- Die Helligkeit der Farbe, die nach dem Lab-Farbmodell bestimmt wird, wird mit dem Schieberegler *Helligkeit* eingestellt. Die im Textfeld angezeigten Werte geben die Gradzahl der Drehung auf dem Farbkreis an. Hier können Sie Werte von +100 bis –100 eingeben. Durch Verschieben des Schiebereglers nach rechts bzw. nach links können Sie den Effekt verstärken bzw. abschwächen. So bedeutet ein positiver Wert eine Drehung im Uhrzeigersinn, ein negativer Wert dagegen eine Drehung gegen den Uhrzeigersinn.

TIPP

Das *Lab-Farbmodell* leitet sich aus der Art der Farbzusammensetzung ab. Diese Farben bestehen aus einer Helligkeitskomponente (man spricht auch von Luminanz, deswegen das **L**) und zwei chromatischen Komponenten, der **a**-Komponente (von Grün bis Rot) und der **b**-Komponente (von Blau bis Gelb). Diese Farben sind geräteunabhängig, das heißt, sie werden unabhängig von dem Gerät erzeugt (zum Beispiel Bildschirm, Drucker oder Scanner), mit dem das Bild erstellt oder reproduziert wird. Im Lab-Modus liegt der Wert für die Luminanzkomponente (**L**) zwischen 0 und 100.

- Die *Sättigung* bestimmt die Stärke der Farbtiefe und somit der Leuchtkraft für jede Farbe des Bildes. Dadurch können Grauanteile aus der Farbe entfernt werden.

Einfärben

Das Werkzeug *Einfärben* wandelt die aktuelle Ebene des Bildes in ein Graustufenbild um, auf das anschließend die eingestellte Farbe aufgebracht wird.

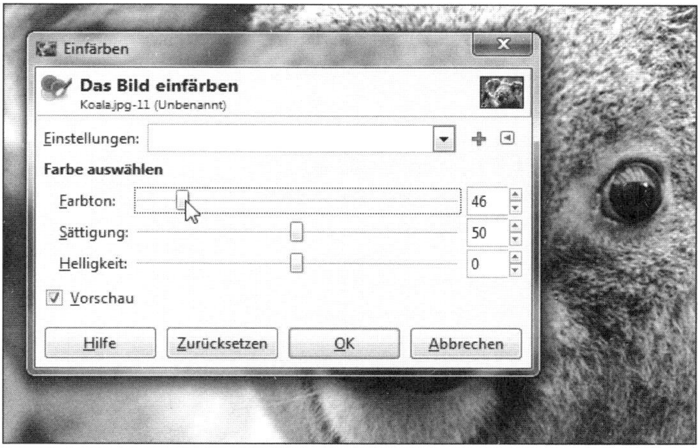

Abb. 5.8: Ein Bild einfärben

Mithilfe der Schieberegler können Sie Einfluss auf den Wert des *Farbtons*, der *Sättigung* oder der *Helligkeit* nehmen. Belassen Sie das Kontrollkästchen *Vorschau* aktiviert, um sogleich die Auswirkung der entsprechenden Bewegungen zu erkennen.

Helligkeit/Kontrast

Der *Kontrast* bezeichnet die Differenz zwischen der Wiedergabe einer weißen und einer schwarzen Fläche auf dem Bildschirm. Idealerweise sollten sich in einem Bild von links bis rechts die Bildpunkte gleichmäßig verteilt befinden, denn das Fehlen von reinen weißen und reinen schwarzen Pixeln in einem Bild führt dazu, das es flau wirkt.

Um entsprechende Korrekturen des Bildes vorzunehmen, verwenden Sie die Befehlsfolge *Farben / Helligkeit/Kontrast*. Eine Erhöhung der

Helligkeit und des Kontrasts führt im Regelfall zu einer deutlichen Verbesserung der Bildqualität.

Helligkeit und Kontrast anpassen

Achten Sie als Erstes darauf, dass das Kontrollkästchen *Vorschau* aktiviert ist.

Die Helligkeit und den Kontrast können Sie an dieser Stelle durch einfaches Ziehen der Regler einstellen.

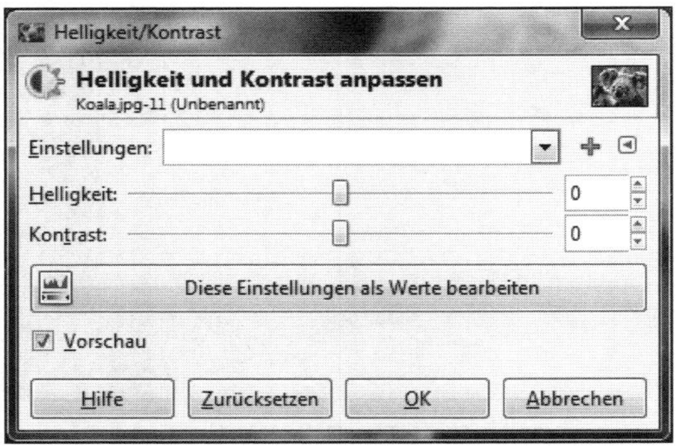

Abb. 5.9: Helligkeit und Kontrast über Schieberegler anpassen

Der jeweilige Helligkeits- bzw. Kontrastwert wird Ihnen dabei in dem rechts vom Regler befindlichen Feld angezeigt.

Durch Ziehen des Reglers nach links verringert sich der Wert ziehen Sie dagegen nach rechts, erhöht sich der Wert. Die Werte zwischen –100 und +100 können Sie dort auch manuell eingeben.

Tonwertkorrektur

Möchten Sie direkten Einfluss auf die Farbwerte nehmen, klicken Sie im Dialogfenster *Helligkeit/Kontrast* auf die Schaltfläche *Diese Einstellungen als Werte bearbeiten*.

Sie gelangen in das Dialogfenster *Farbwerte*.

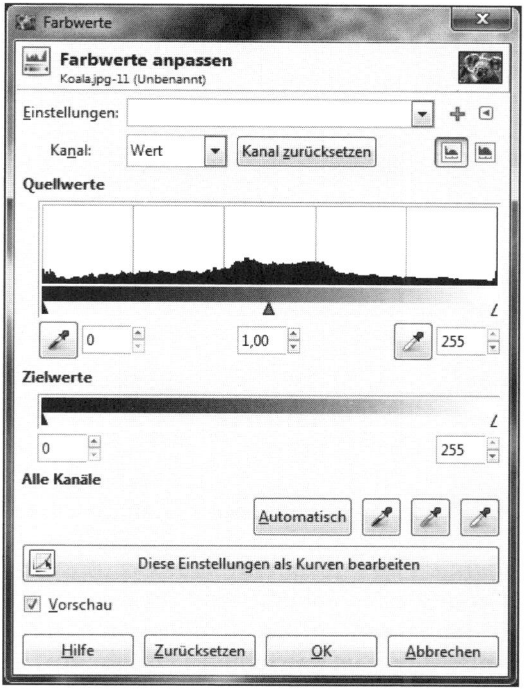

Abb. 5.10: Die Farbwerte im Dialog anpassen

TIPP

Dieses Dialogfenster können Sie auch alternativ über die Befehlsfolge *Farben / Werte* aufrufen.

In diesem Dialogfenster können Sie eine sogenannte *Tonwertkorrektur* vornehmen. Es handelt sich dabei um ein nützliches Hilfsmittel für die Optimierung von Bildern, da sich damit sehr detailliert der Tonwertumfang, die Helligkeit und der Kontrast eines Bildes regeln und sogar Farbstiche entfernen lassen. Tonwertkorrekturen eignen sich folglich hervorragend, um Beleuchtungsfehler auszugleichen.

Sie können die Tonwerte eines einzelnen Farbkanals ändern, der die einzelnen Farbanteile jedes Pixels im digitalen Bild enthält.

RGB-Bilder verwenden drei Farbkanäle: Rot, Grün und Blau. Wenn Sie im Listenfeld *Kanal* auf den Listenpfeil klicken, können Sie den entsprechenden Kanal auswählen.

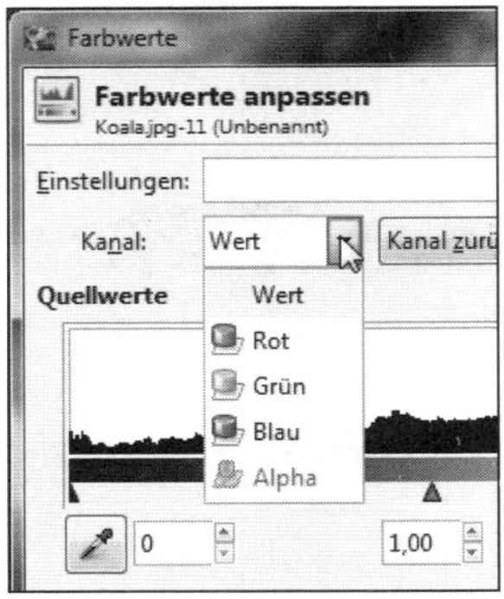

Abb. 5.11: Sie können den Kanal auswählen

Um die Einstellungen des gesamten Bildes zu ändern, belassen Sie im Listenfeld *Kanal* die Einstellung *Wert*. In diesem Fall werden auf einem Bildschirm die roten, grünen und blauen Farbanteile eines Pixels additiv gemischt und es entsteht ein Pixel in der „echten" Farbe.

Im Bereich *Quellwerte* befinden sich die Eingabefelder für die *Tonwertspreizung*, mit denen Sie die Tonwerte des Bildes zusammenfassen können.

Die *Tonwertspreizung* legt die Verteilung der Bildpunkte innerhalb des normalen Bereichs von 0 bis 255 fest.

Möchten Sie erreichen, dass das Bild dunkler und somit kontrastreicher wird, verschieben Sie den linken schwarzen Regler. Dadurch wird der dunkelste Bildbereich verschoben und die restlichen Bildpunkte neu verteilt (siehe Abbildung 5.12).

Auf die gleiche Weise können Sie die Lichtpartien des Bildes mit dem weißen Regler rechts korrigieren. Wenn Sie den weißen Tonwertspreizungsregler nach links ziehen, wird diesen Bildpunkten der Wert 255 zugeordnet.

Gleichzeitig erhalten Pixel mit niedrigeren Helligkeitswerten entsprechend hellere Werte. Dadurch wird das Bild aufgehellt und der Kontrast in den Lichtern erhöht.

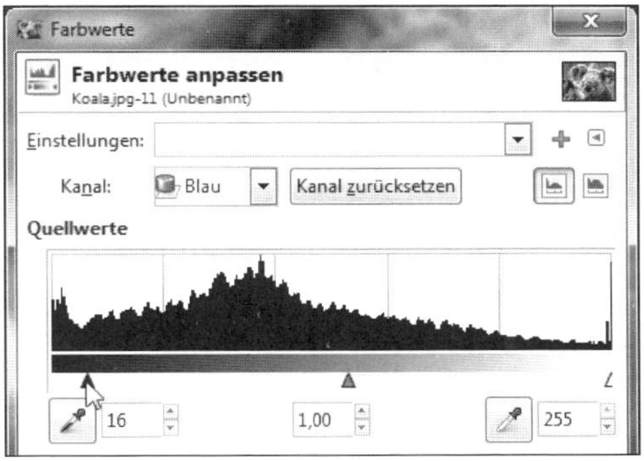

Abb. 5.12: Das Spektrum anpassen

Durch die letzten beiden Maßnahmen wird der Bereich der Bildpunkte verkleinert, was dazu führt, dass die Mitteltöne mehr im dunkleren Bereich liegen. Dadurch wirkt das Bild insgesamt zu hell.

Dieses Problem beheben Sie mit einer Anpassung des Mittelwertes. Ziehen Sie den grauen (mittleren) Regler nach links auf einen Wert über 1,00, um die Mitteltöne zu senken.

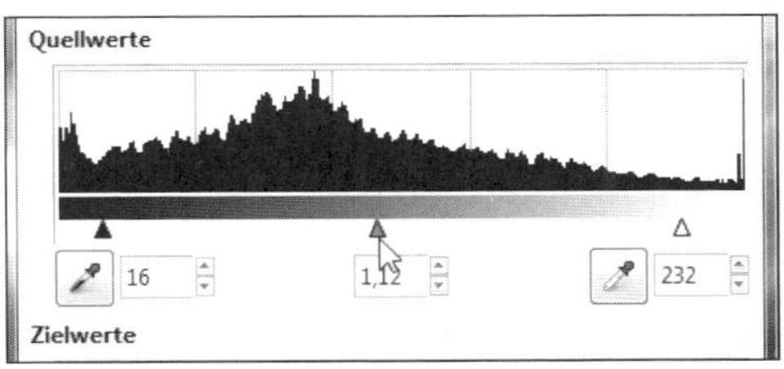

Abb. 5.13: Die Mitteltöne anpassen

Dadurch wird die Helligkeit des Bildes, die auch als *Gammawert* bezeichnet wird, gleichmäßig gesenkt.

TIPP

Im Ausgangsfall beträgt der Gammawert 1,00. Wenn Sie einen höheren Wert einstellen, wird das Bild heller. Wählen Sie einen niedrigeren Wert, wird es dunkler.

Anstatt die Tonwertspreizung mittels der Regler einzustellen, können Sie diese Arbeit auch mit den drei Pipetten hinter der Schaltfläche *Automatisch* durchführen. Man spricht dabei von einem *automatischen Abgleich*.

Bei diesem gilt es zunächst, die hellste Stelle im Bild zu ermitteln, um den automatischen Weißabgleich durchzuführen.

Klicken Sie die rechte Pipette (*Weiß-Punkt wählen*) an und führen Sie den veränderten Mauszeiger auf das Foto.

Suchen Sie dann mit dem Mauscursor die hellste Stelle im Bild.

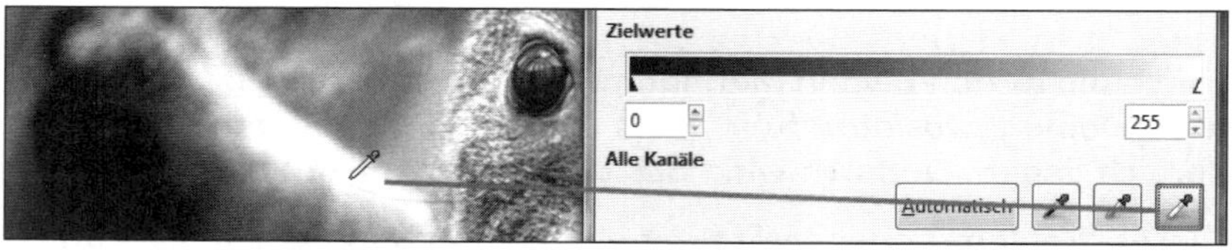

Abb. 5.14: Die hellste Stelle suchen

Wenn Sie die hellste Stelle gefunden haben, klicken Sie.

Augenblicklich wird die Tonwertkurve im hellen Bereich gestreckt und das Bild erscheint heller.

Als Nächstes nehmen Sie den automatischen Schwarzabgleich vor. Dazu platzieren Sie die Pipette *Schwarz-Punkt wählen* auf den dunkelsten Bildpunkt, um die Farbe Schwarz einzustellen.

Wenn Sie die dunkelste Stelle gefunden haben, klicken Sie; als Resultat erscheint das Bild jetzt insgesamt dunkler.

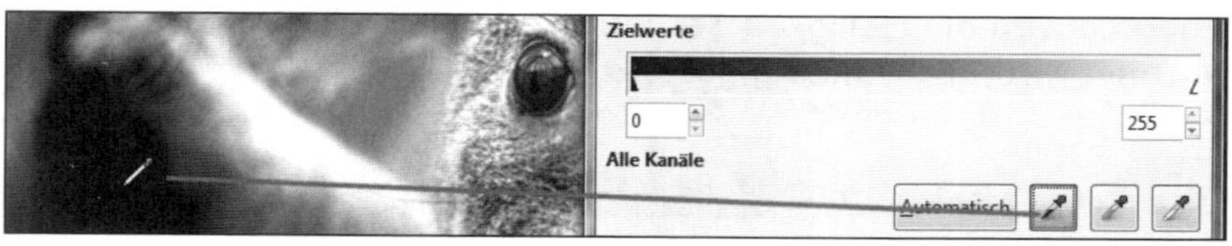

Abb. 5.15: Den Schwarzpunkt setzen

Mit der mittleren Pipette (*Grau-Punkt wählen*) können Sie den Gammaregler entsprechend Ihren Vorgaben noch auf Neutralgrau setzen.

Abschließend müssen Sie nur noch auf *OK* klicken, um die Arbeit zu beenden.

Kurven

Die feinfühligste Art der Tonwertkorrektur können Sie über die *Gradationskurve* vornehmen. Anhand dieser Kurve können Sie jedem einzelnen Tonwert einen neuen Wert zuweisen.

Wählen Sie die Befehlsfolge *Farben / Kurven* oder klicken Sie im Dialogfenster *Farbwerte* auf die Schaltfläche *Diese Einstellungen als Kurven bearbeiten*.

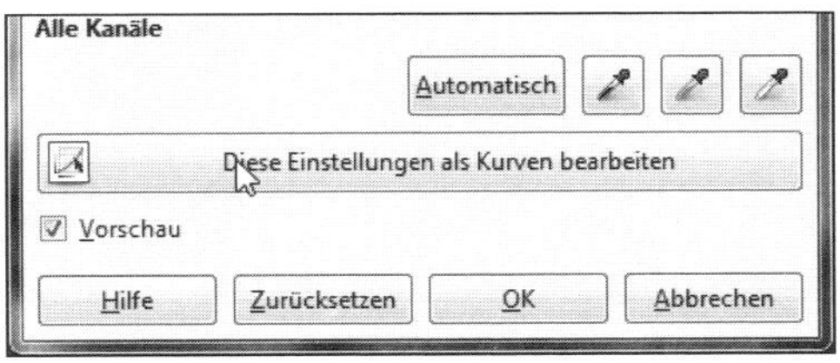

Abb. 5.16: Zur Gradationskurve wechseln

Im folgenden Dialogfenster können Sie die Farbkurve korrigieren und so das Bild anpassen.

Im Listenfeld *Kanal* wählen Sie gegebenenfalls den gewünschten Farbkanal aus.

Um das gesamte Bild aufzuhellen, verschieben Sie das obere Ende der Gradationskurve an der x-Achse nach links (siehe Abbildung 5.17).

Möchten Sie das Bild abdunkeln, verfahren Sie auf die gleiche Weise mit dem Punkt in der linken unteren Ecke des Diagramms, den Sie nach rechts verschieben.

Um die bestehende Gerade bearbeiten zu können, klicken Sie auf die Linie und ändern die Kurve intuitiv durch Ziehen. Verschieben Sie dabei den Ankerpunkt eines Pixels nach oben, wird das Bild heller, und nach unten entsprechend dunkler.

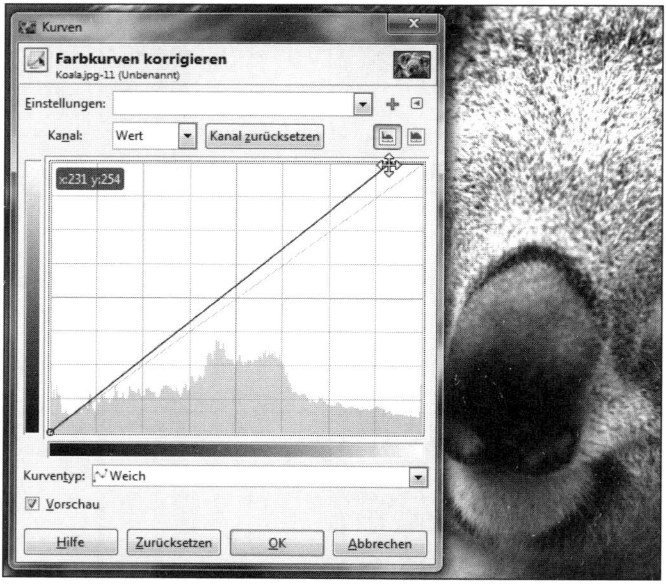

Abb. 5.17: Das Bild aufhellen

Durch einen Mausklick auf die jeweilige Position auf der Geraden können zusätzliche Punkte eingefügt werden.

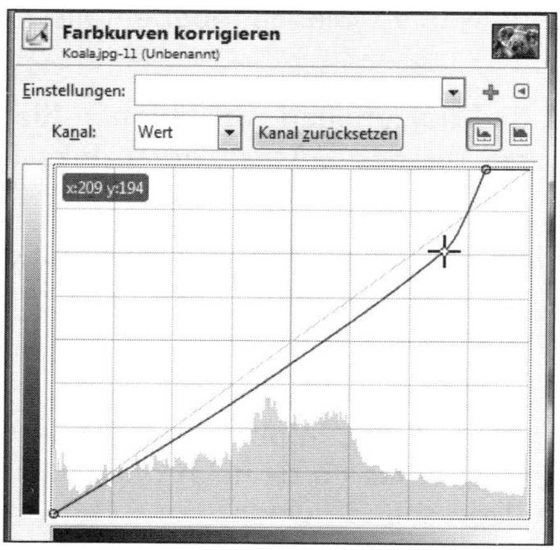

Abb. 5.18: Ein Bildpunkt abdunkeln

Im Listenfeld *Kurventyp* stehen Ihnen dabei zwei Varianten zur Auswahl: *Weich* und *Freihand*. Im ersten Fall handelt es sich um die Vorgabeeinstellung, bei der zwischen Kontrollpunkten eine weiche, geschwungene Kurvenform entsteht. Bei der zweiten Variante haben Sie die Möglichkeit, mit dem veränderten Cursor die Kurve direkt im Bearbeitungsfenster zu zeichnen.

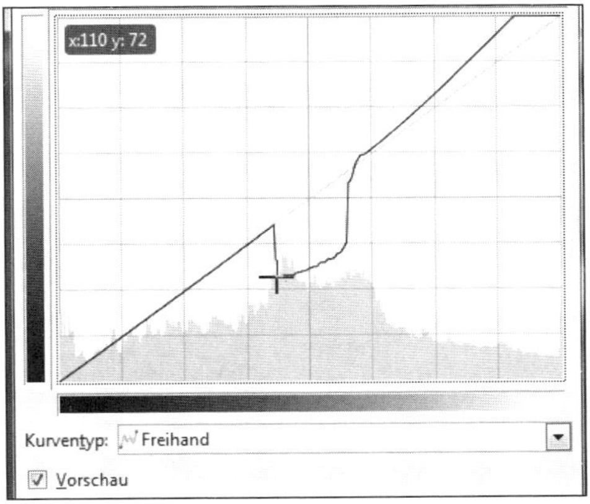

Abb. 5.19: Eine Freihandkurve zeichnen

TIPP

Wenn Sie anschließend auf *Weich* schalten, wird die Kurve geglättet.

Schwellenwert

Der Schwellenwert dient als Maß für die Trennung der schwarzen von den weißen Bildanteilen.

Diese Option findet vor allem dann Anwendung, wenn es darum geht, Schwarz-Weiß-Bilder (etwa eingescannte Texte für eine Optical Character Recognition, also eine optische Zeichenerkennung) zu verbessern oder Auswahlen in Abhängigkeit von der Helligkeit des Bildes zu erstellen.

Um den gewünschten Helligkeitsbereich auszuwählen, zeigen Sie auf eine der beiden dreieckigen Markierungen und verschieben diese mit der Maus. Alternativ können Sie auch die Werte direkt in die entsprechenden Eingabefelder eintragen. Ausgewählte Histogrammbestandteile erscheinen im Bild weiß, der Rest wird schwarz.

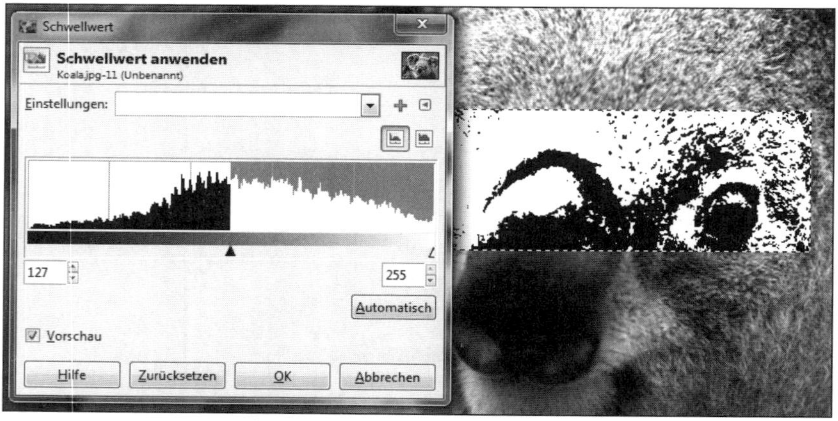

Abb. 5.20: Den Schwellenwert verändern

Ausgewählte Bereiche werden dabei im Bild weiß und invertiert dargestellt; der Rest verbleibt dagegen in normaler Darstellungsform. Auf diese Weise kann man sehr interessante Bildeffekte erzielen.

Posterisieren

Unter *Posterisieren* versteht man die Reduzierung der Farbanzahl einer Ebene oder Auswahl. Dabei werden lediglich die Farben verringert, die Ähnlichkeit mit dem Ausgangsbild wird aber weitgehend beibehalten. Mithilfe dieser Funktion können Sie Bilder im Stil des bekannten Künstlers Andy Warhol schaffen.

Ziehen Sie den Regler *Farbanzahl* nach rechts. Dadurch wird die Stärke der Farbreduktion eingestellt und aus weichen Farbübergängen werden gleichfarbige, zusammenhängende Flächen.

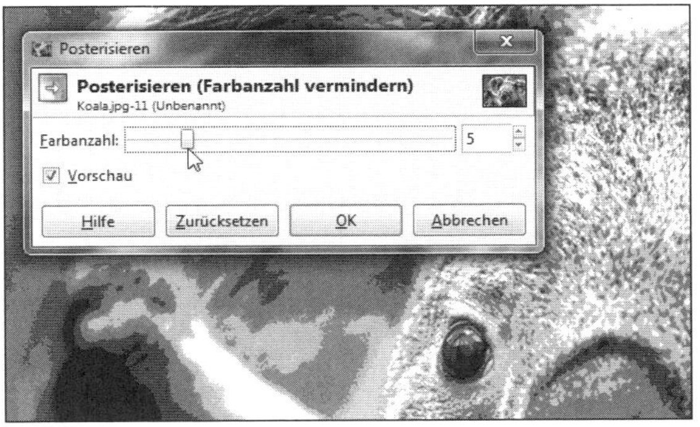

Abb. 5.21: Die Farbanzahl verringern

Entsättigen

Was ein bisschen nach Diät klingt, ermöglicht Ihnen, perfekte Schwarz-Weiß-Bilder (eigentlich Graustufenbilder) zu erstellen.

Über die Optionen *Helligkeit*, *Leuchtkraft* und *Durchschnitt* können Sie Einfluss darauf nehmen, nach welchen Kriterien die Graustufen berechnet werden.

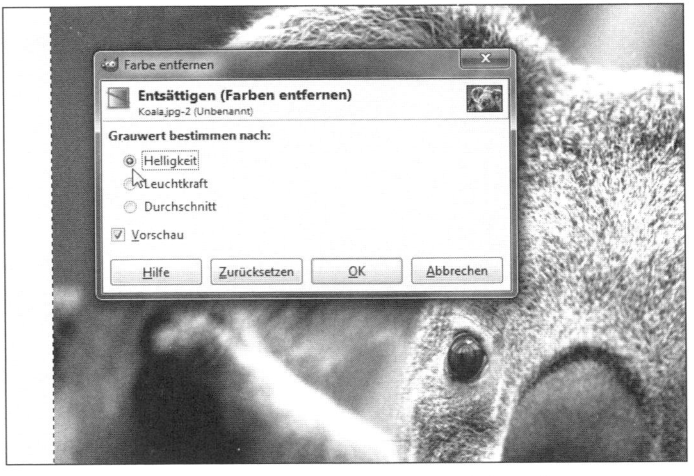

Abb. 5.22: Die Farben aus dem Bild entfernen

Invertieren

Möchten Sie die Farbwerte eines Bildes umkehren, wählen Sie die Befehlsfolge *Farben / Invertieren*.

Augenblicklich wandelt GIMP das Bild um und Sie sehen sozusagen das Negativ des Bildes vor sich.

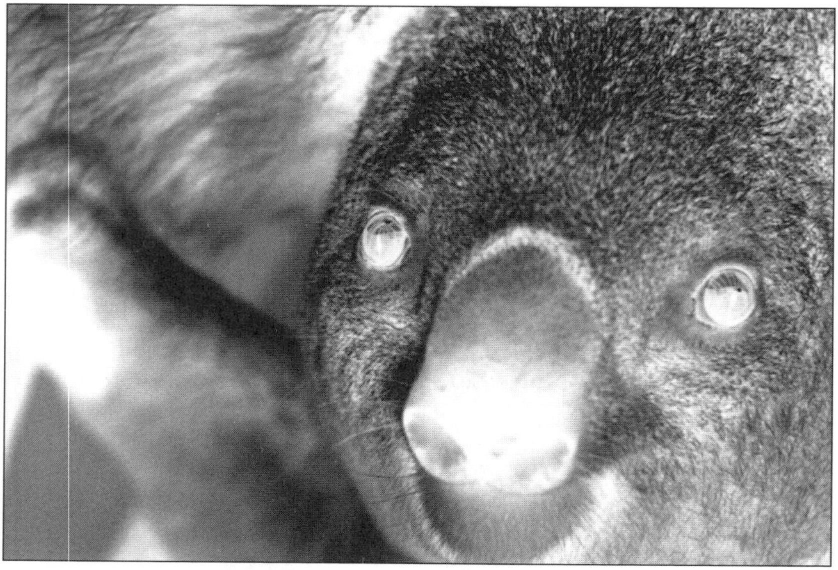

Abb. 5.23: Das Negativ des Bildes

6 Vorarbeiten: Separieren und Freistellen

Ziele

- Objekte in Bildern freistellen und diese anschließend bearbeiten

Schritte zum Erfolg

- Die einzelnen Auswahlwerkzeuge, deren Einstellmöglichkeiten und Optionen kennenlernen
- Symmetrische und unsymmetrische Auswahlbereiche erstellen
- Auswahlbereiche bearbeiten und gestalten

Um ein Bild oder Teile davon zu bearbeiten, muss man eine sogenannte *Auswahl* erstellen. Ein so ausgewählter Bereich kann problemlos bearbeitet werden, während das restliche Bild geschützt ist.

In diesem Kapitel werden Sie lernen, wie man einzelne Bildbereiche für die weitere Bearbeitung auswählt, man spricht auch von *Separieren*. Des Weiteren erfahren Sie, wie man Bildbestandteile aus den Grafiken trennt, sie also freistellt.

Auswählen

Um einen bestimmten Bereich innerhalb eines Bildes gezielt bearbeiten zu können, muss dieser zuvor ausgewählt, das heißt von den übrigen Bildbestandteilen getrennt und geschützt werden. Man spricht in diesem Zusammenhang auch von *Maskieren*. Bearbeitungsschritte oder Effekte, die Sie auf die Maske anwenden, werden dann ausschließlich nur dort durchgeführt. Das Gleiche gilt für Werkzeuge, Filter und Bildfunktionen. Diese können ebenfalls nur innerhalb des Auswahlbereichs angewendet werden.

Ein so ausgewählter Bereich wird durch eine gepunktete Auswahlbegrenzung (die Auswahl) gekennzeichnet. Der Bereich außerhalb der Auswahlbegrenzung ist nun beim Verschieben, Kopieren, Malen oder Anwenden von Spezialeffekten im ausgewählten Bereich geschützt. Zudem werden Effekte, wie beispielsweise das Ändern der Füllfarbe, ausschließlich auf den ausgewählten Bereich angewandt.

Symmetrische Auswahlbereiche erstellen

Das Auswählen gehört vermutlich zur am häufigsten benötigten Tätigkeit bei der Bildbearbeitung. Je nachdem, welchen Bereich Sie auswählen möchten, kann dieser von einem einfachen Rechteck bis zu einem komplexen Objekt wie beispielsweise einer Blume variieren. Deshalb stellt Ihnen GIMP eine Reihe von Werkzeugen zur Verfügung, mit denen Sie diese Arbeiten durchführen können. Trotz alledem erfordert das Auswählen ein wenig Übung und häufig werden Sie insbesondere bei komplexen Masken die Werkzeuge kombinieren müssen.

Rechteckiger Auswahlrahmen

Laden Sie eine Bilddatei, die ein rechteckiges Objekt, beispielsweise eine Türe oder ein Fensterladen, zeigt.

Um einen rechteckigen Auswahlrahmen zu erstellen, klicken Sie das Werkzeug *Rechteckige Auswahl* an oder drücken die Taste [R], um das Werkzeug zu aktivieren.

Zeigen Sie in die linke obere Ecke des Bereichs, an der der Auswahlrahmen beginnen soll. Klicken Sie und ziehen Sie mit gedrückter Maustaste in diagonaler Richtung.

TIPP

Zwar können Sie diesen Vorgang in jede Richtung ausführen, am besten geht es jedoch von oben nach unten.

Befindet sich der auszuwählende Bereich vollständig innerhalb dieses Rahmens, lassen Sie einfach die Maustaste los.

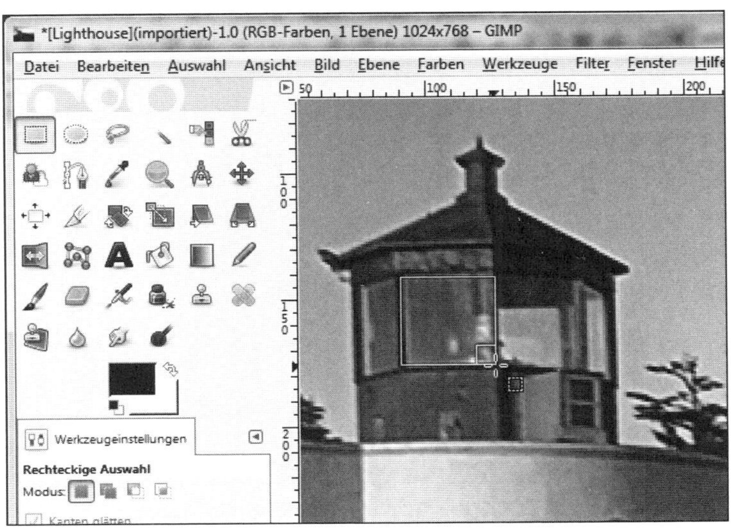

Abb. 6.1: Einen Auswahlrahmen anlegen

Sofort sehen Sie den rechteckigen Bildausschnitt, der von einer sich bewegenden gestrichelten Linie umgeben ist. Bewegen Sie den Mauszeiger außerhalb des Rahmens, nimmt er die Form eines Kreuzes an. Innerhalb dieser Markierung behält er dagegen seine Form.

TIPP

Möchten Sie einen quadratischen Auswahlrahmen erstellen, halten Sie beim Aufziehen die ⇧-Taste gedrückt.

Wenn Ihnen die gestrichelte Linie zu dünn ist, können Sie zur sogenannten Schnellmaske umschalten. Diese Ansicht kann man am besten mit dem Abdecken beim Streichen vergleichen.

Wenn Sie die Befehlsfolge *Auswahl / Schnellmaske umschalten* wählen bzw. ⇧ + Q drücken, wird nur noch der freigestellte Teil angezeigt, die restlichen Bildbestandteile werden mit einer rötlichen Farbe abgedeckt.

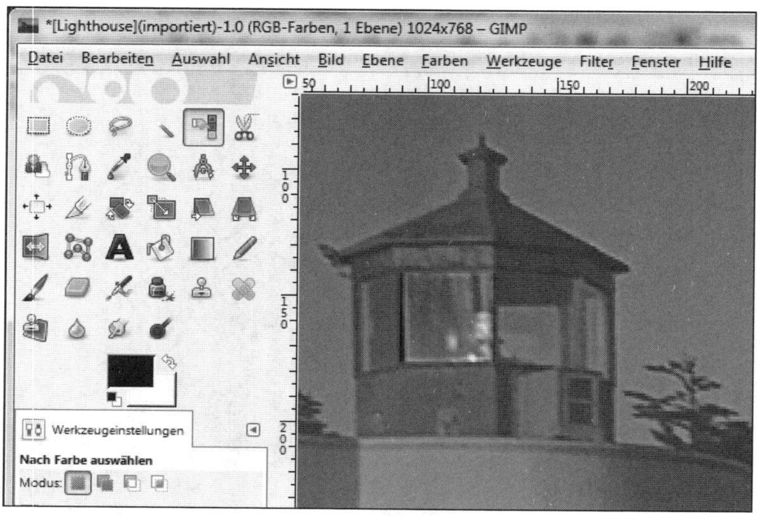

Abb. 6.2: Das Ganze mit Schnellmaske

So fällt die Konzentration auf das Wesentliche leichter.

Die Auswahl heben Sie durch erneute Befehlswahl oder durch Drücken von ⇧ + Q auf.

Elliptischer Auswahlrahmen

Um einen elliptischen (kreisförmigen) Auswahlrahmen zu erstellen, gehen Sie so wie bei einem rechteckigen vor.

Wählen Sie zunächst das Werkzeug *Elliptische Auswahl* aus (schneller geht es mit Drücken der Taste E).

TIPP

Achten Sie darauf, dass das Kontrollkästchen *Kanten glätten* aktiviert ist. Dann erzeugt das Programm entlang der Auswahlbegrenzungen weiche Konturen und entfernt zugleich eventuell auftretende Fransen.

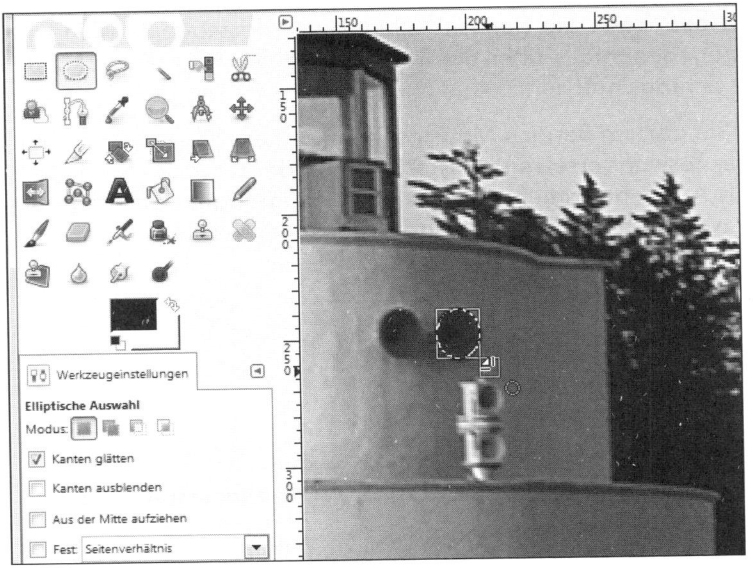

Abb. 6.3: Einen ellipsenförmigen Auswahlrahmen erstellen

Schließlich ziehen Sie diagonal einen Rahmen auf, wobei es auch hier wieder vorteilhaft ist, mit der oberen Ecke des Ausschnitts zu beginnen.

Abschließend lassen Sie die Maustaste los.

TIPP

Für das Anlegen eines kreisförmigen Auswahlrahmens halten Sie die [⇧]-Taste gedrückt.

Kombination von Auswahlbereichen

Häufig kommt es vor, dass mehrere Bereiche eines Bildes ausgewählt und bearbeitet werden sollen. Das erscheint auf den ersten Blick gar nicht so einfach, denn standardmäßig wird ein bestehender Auswahlbereich aufgehoben, sobald Sie einen anderen Bereich auswählen.

Sie können allerdings die Auswahlwerkzeuge kombinieren.

Dazu benötigen Sie das Andockfenster *Werkzeugeinstellungen*, das Sie gegebenenfalls über die Befehlsfolge *Fenster / Andockbare Dialoge* sichtbar machen.

Wie Sie dort im Bereich *Modus* sehen können, ist standardmäßig *Aktuelle Auswahl ersetzen* aktiviert. Das bedeutet, dass Sie jeweils nur einen Auswahlrahmen pro Bild anlegen können. Versuchen Sie, einen zweiten hinzuzufügen, wird der erste entfernt.

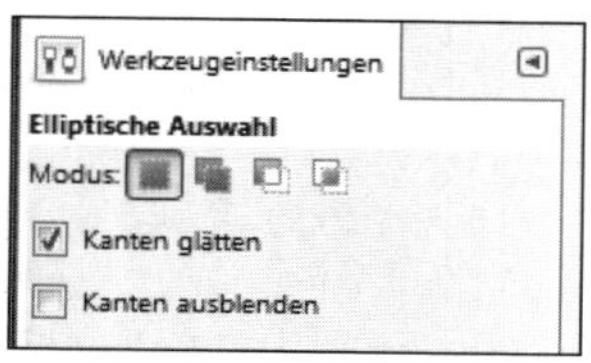

Abb. 6.4: Das Andockfenster Werkzeugeinstellungen

Wenn Sie nacheinander mehrere Auswahlbereiche erzeugen wollen, müssen Sie die zweite Schaltfläche *Zur aktuellen Auswahl hinzufügen* anklicken.

Danach können Sie auf die zuvor dargestellte Weise die weiteren Auswahlbereiche erzeugen.

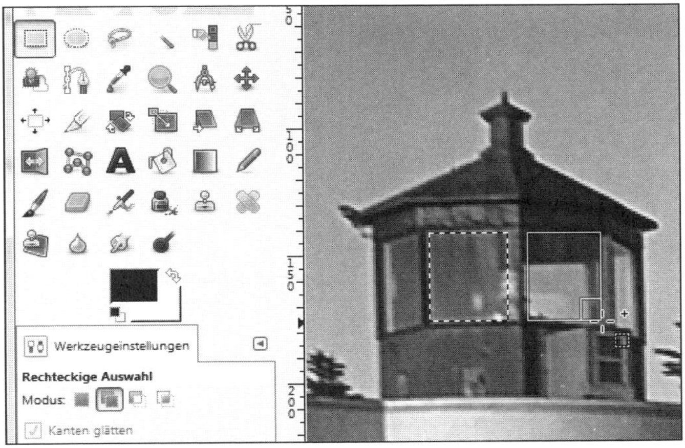

Abb. 6.5: Einen Auswahlrahmen hinzufügen

An den Stellen, an denen sich Auswahlbereiche überlappen, verbinden sich diese zu einer Einheit.

TIPP

Eine Mehrfachmarkierung ist jederzeit ohne die Auswahl des Symbols möglich, wenn Sie die [⇧]-Taste drücken, während Sie das Auswahlwerkzeug erneut anwenden. Als Kontrolle für diese Funktion erhalten Sie unterhalb des Kreuzes ein kleines Pluszeichen angezeigt.

Ab und an werden Sie Bereiche aus einer bestehenden Auswahl entfernen wollen oder müssen.

In diesem Fall müssen Sie die Schaltfläche *Von der aktuellen Auswahl abziehen* anklicken.

Den Auswahlbereich schränken Sie dann mit dem Auswahlwerkzeug dadurch ein, dass Sie den neuen Auswahlbereich über die gewünschten Stellen ziehen.

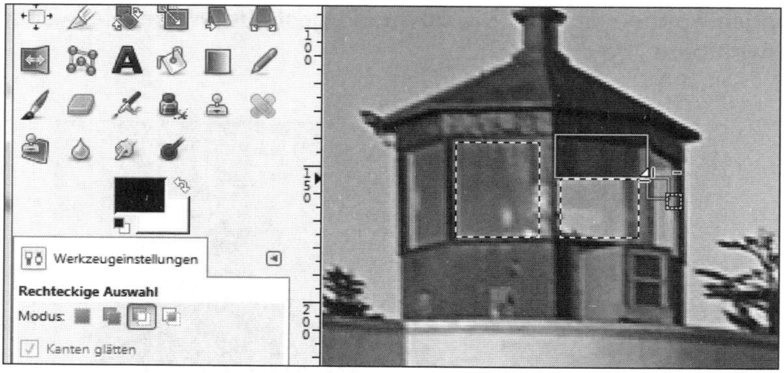

Abb. 6.6: Von der Auswahl abziehen

TIPP

Wenn Sie die Strg-Taste drücken, wird der neue Auswahlbereich von dem alten abgezogen. In diesem Fall erscheint unterhalb des Kreuzes ein kleines Minuszeichen.

Wenn sich dann die beiden Auswahlbereiche überlappen, lassen Sie die Maustaste los und sofort wird der Überlappungsbereich aus der ersten Auswahl entfernt.

Komplexe Formen erhalten Sie mithilfe von Schnittmengen.

Zunächst müssen Sie auch hier einen ersten Auswahlbereich festlegen.

Bevor Sie dann den zweiten Auswahlbereich aufziehen, klicken Sie auf die Schaltfläche *Auswahlschnittmenge bilden*.

Ziehen Sie wie gewohnt den zweiten Auswahlbereich auf (siehe Abbildung 6.7).

Sobald Sie die Maustaste loslassen, entsteht aus dem Bereich, der den ersten Bereich überlappt, ein neuer Auswahlbereich (siehe Abbildung 6.8).

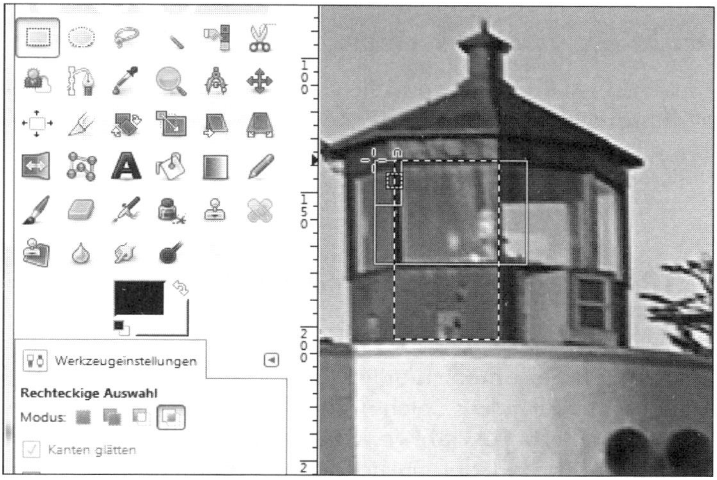

Abb. 6.7: Eine Auswahlschnittmenge bilden

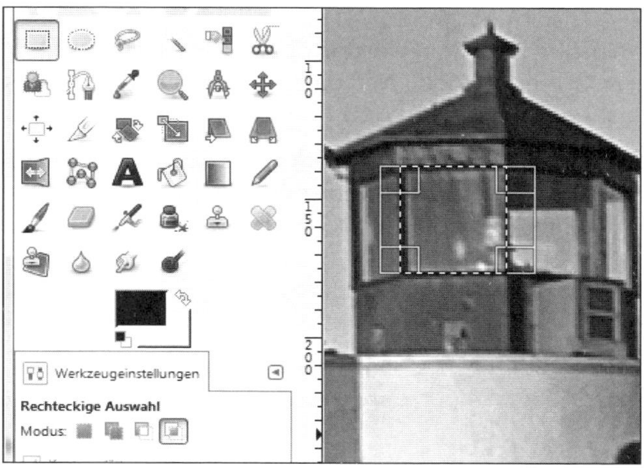

Abb. 6.8: Ein neuer Auswahlbereich ist entstanden

TIPP

Auch diese Aktion können Sie mit einer Tastenkombination durchführen, indem Sie beim Erstellen der zweiten Auswahl die Tasten [⇧] + [Alt] drücken.

Unsymmetrische Auswahlbereiche erstellen

Sehr oft werden Sie unterschiedlich geformte Bildmotive auszuwählen haben. Das Freistellen solcher Bildelemente ist aufwendiger und erfordert speziellere Auswahlwerkzeuge. Diese Werkzeuge isolieren die Bereiche aufgrund der Farbe oder Farbähnlichkeit, weswegen man hier auch von *farbbezogenen Masken* spricht.

Freie Auswahl

Für die meisten Arbeiten werden Sie überwiegend das Werkzeug *Freie Auswahl* verwenden. Mit diesem Werkzeug lassen sich Auswahlbereiche in beliebiger Form anlegen.

Klicken Sie auf das Symbol des Werkzeugs oder drücken Sie die Taste [F]. Der Mauszeiger nimmt daraufhin die Form eines Lassos an. Deshalb wird das Werkzeug auch oft als Lasso-Werkzeug bezeichnet.

TIPP

Verzagen Sie bei Ihren ersten Versuchen nicht gleich. Das Arbeiten mit dem Lasso-Werkzeug erfordert ein bisschen Übung.

Klicken Sie zunächst auf die Stelle, an der die Kontur beginnen soll, und halten Sie die Maustaste gedrückt.

Zeichnen Sie langsam den gesamten Umriss des freizustellenden Objekts nach.

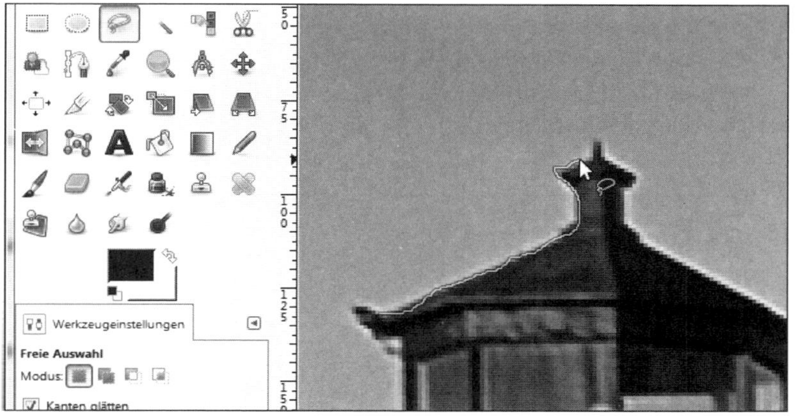

Abb. 6.9: Arbeiten mit dem Lasso

Lassen Sie die Maustaste erst los, wenn Sie den Startpunkt wieder erreicht haben.

Der Endpunkt wird daraufhin mit dem Startpunkt verbunden. Dadurch ist die Auswahl geschlossen.

TIPP

Hilfreich ist es übrigens, wenn Sie vor der Arbeit mit dem Lasso dafür sorgen, dass die Bilddatei über die Zoomfunktion so groß wie möglich dargestellt wird. So lassen sich die Umrisse besser umfahren.

Wenn Bereiche isoliert werden müssen, die vorwiegend gerade Kanten aufweisen, verwenden Sie besser die *Polygontechnik*. Damit erstellen Sie einen Auswahlbereich auf Basis von Polygonzügen, die aus einer Reihe von geraden Linien bestehen.

Nachdem Sie das Werkzeug aktiviert haben, führen Sie es an den Punkt, an dem die Kontur beginnen soll.

Dort klicken Sie und lassen diesmal die Maustaste los.

Bewegen Sie den Mauszeiger nun an den Punkt, an dem ein Richtungswechsel stattfinden soll.

Klicken Sie dort erneut.

Wie Sie sehen, erscheint nun zwischen den beiden Punkten eine Linie. Klicken Sie dann Strecke für Strecke dermaßen an, bis der Bildbereich völlig eingerahmt ist.

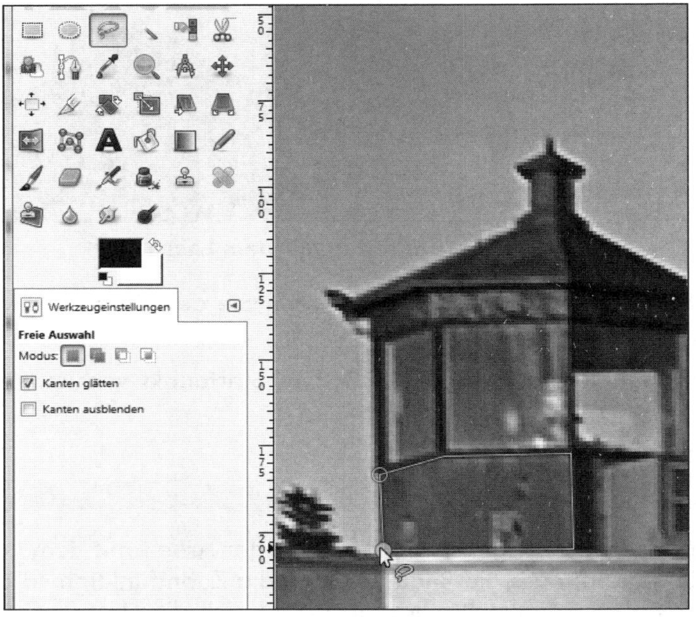

Abb. 6.10: Klick für Klick ein Polygonzug

TIPP

Einen möglichst rund erscheinenden Auswahlbereich erhalten Sie, indem Sie einen entsprechend großen Darstellungsmaßstab wählen und die einzelnen Punkte nicht zu weit auseinandersetzen.

Um die Auswahl zu schließen, bewegen Sie den Mauszeiger möglichst nahe an den Startpunkt. Wenn Sie dann klicken, wird der Auswahlrahmen geschlossen.

Zauberstab

Mit dem Werkzeug *Zauberstab* können Sie einen einheitlich gefärbten Bereich auswählen, ohne die Konturen nachzeichnen zu müssen. Dabei werden – ausgehend vom markierten Pixel – alle Nachbarpixel, deren Farbe noch innerhalb eines vorgegebenen Schwellenwertes liegt, markiert.

Aktivieren Sie dieses Werkzeug über das gleichnamige Symbol oder durch Drücken der Taste [U] und klicken Sie auf einen Bildpunkt, um dessen Farbinformationen aufzunehmen.

Dadurch wählen Sie die Bildpunkte aus, die über ähnliche Informationen verfügen.

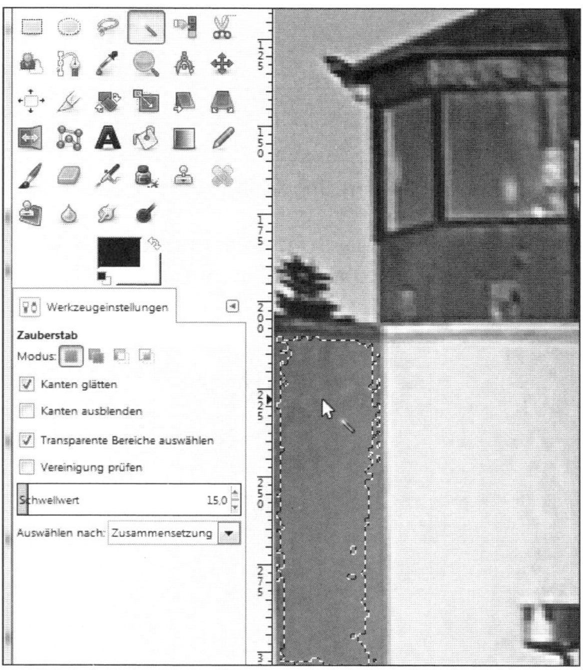

Abb. 6.11: Werkzeug Zauberstab: Alle ähnlichen benachbarten Pixel werden markiert

Das Werkzeug orientiert sich an den Helligkeitswerten der einzelnen Pixel und sollte deshalb zuvor auf die jeweiligen Erfordernisse eingestellt werden. Das geschieht im Andockfenster *Werkzeugeinstellungen*.

Dort können Sie im Feld *Schwellwert* (standardmäßig finden Sie hier den Wert *15*) eine Zahl von 0 bis 255 eingeben. Diese bestimmt den Wertebereich der Farben, die ebenfalls in den Auswahlbereich mit aufgenommen werden. Dabei gilt die Faustregel: Je niedriger Sie den Wert wählen, umso größer ist die Farbähnlichkeit.

Zeigen Sie auf den rechten Rand des grauen Balkens und ziehen Sie ihn mit gedrückter Maustaste auf die gewünschte Größe auf.

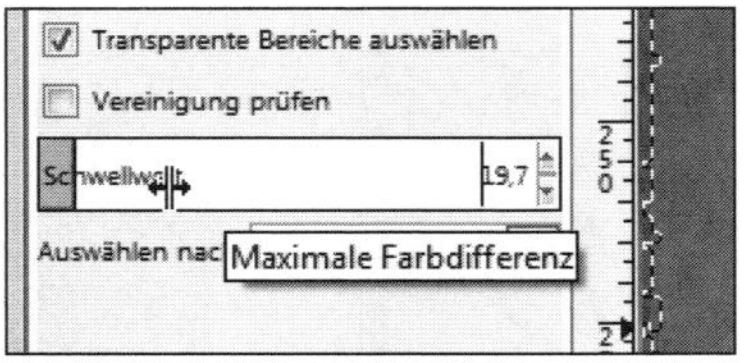

Abb. 6.12: Den Schwellenwert ändern

Nachdem Sie die Einstellungen getroffen haben, klicken Sie auf die Farbe innerhalb des Bildes, die markiert werden soll.

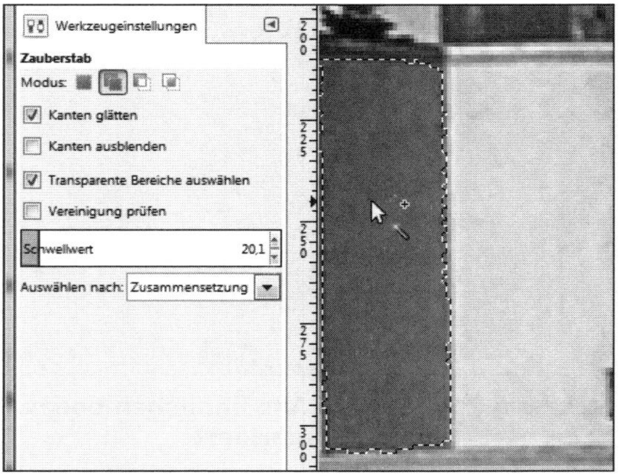

Abb. 6.13: Auswahl mit geändertem Schwellenwert

Sogleich werden die nebeneinander liegenden Bildpunkte ermittelt und entsprechend der neu vorgegebenen Farbtoleranz markiert.

Wenn dabei freie Bereiche verbleiben, ist die Toleranz nicht hoch genug eingestellt.

Doch keine Sorge, Sie müssen nicht von vorn beginnen. Sie können bei diesem Werkzeug natürlich auch die Optionen *Zur aktuellen Auswahl hinzufügen* bzw. *Von der aktuellen Auswahl abziehen* verwenden.

Nach Farbe auswählen

Möchten Sie Bildbereiche mit ähnlichen Farben auswählen, nehmen Sie das Werkzeug *Nach Farbe auswählen*.

Danach zeigen Sie auf das Pixel, das Ausgang für die Markierungen sein soll, und klicken darauf.

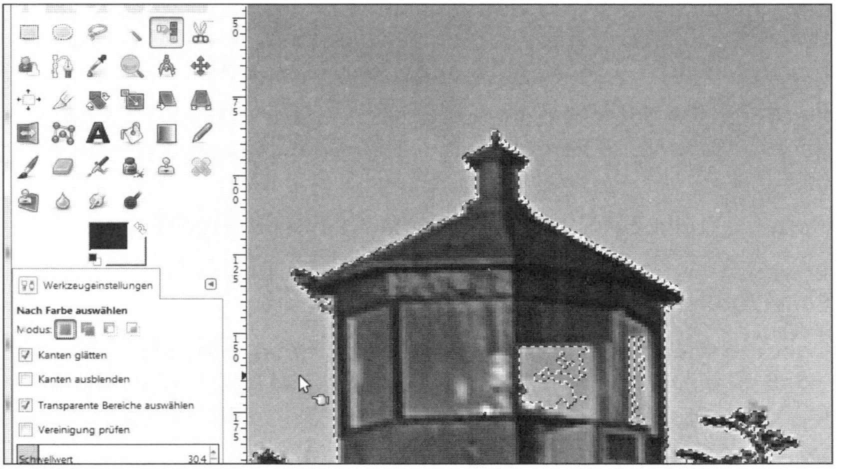

Abb. 6.14: Werkzeug Nach Farbe auswählen: Alle ähnlichen Pixel im Bild werden markiert

Wie Sie sehen, arbeitet dieses Werkzeug so ähnlich wie das Werkzeug *Zauberstab*. Allerdings werden hierbei im gesamten Bild die betreffenden Bereiche markiert, die der Farbe des ausgewählten Pixels bzw. seinem Schwellenwert entsprechen.

TIPP

Dieses Werkzeug eignet sich hervorragend, um beispielsweise einen Himmel zu maskieren.

Magnetische Schere

Mit den bisher vorgestellten Werkzeugen haben Sie die Bildbereiche manuell ausgewählt. Im Folgenden werden Sie ein halbautomatisches Werkzeug kennenlernen, das ein sehr komfortables Arbeiten ermöglicht. Das Werkzeug *Magnetische Schere* kommt nämlich dann zum Einsatz, wenn Sie eine Auswahl aus einem Bildbereich erstellen wollen, der farblich deutlich abgegrenzt ist.

Die Arbeitsweise des Werkzeugs ist recht einfach: Sie legen einen ersten Punkt fest und führen das Werkzeug alsdann einfach der Kontur entlang. Dabei erforscht das Werkzeug automatisch den Verlauf der Kontur anhand der auftretenden Kontrastunterschiede. Dieses Werkzeug sollten Sie deshalb immer dann einsetzen, wenn sich der freizustellende Gegenstand vom übrigen Bild abhebt.

Nachdem Sie das Werkzeug ausgewählt haben, können Sie das nähere Aussehen und Verhalten in den *Werkzeugeinstellungen* genauer festlegen.

Haben Sie alle Einstellungen getroffen, kann es losgehen.

Bewegen Sie sich nun langsam an dem Umriss entlang, indem Sie Punkt für Punkt setzen.

Dabei werden Sie merken, wie das Programm sich selbst die Auswahlkante sucht und die Richtungspunkte anordnet (siehe Abbildung 6.15).

Nachdem Sie zum Startpunkt zurückgelangt sind, beenden Sie das Freistellen mit einem Klick auf den Startpunkt. Dadurch wird der Auswahlrahmen geschlossen.

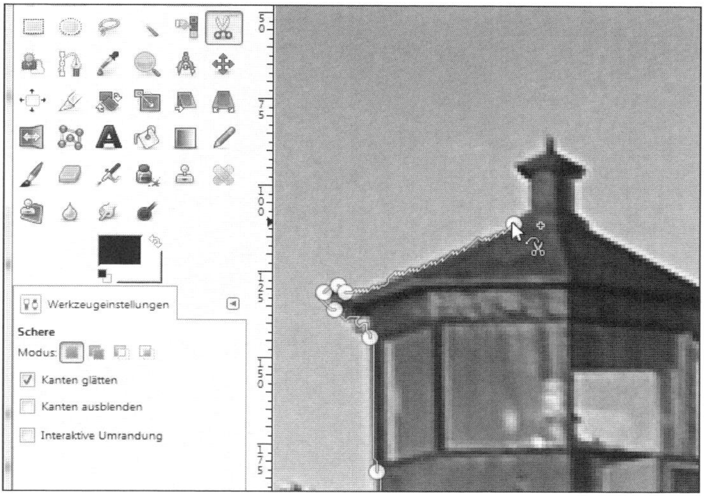

Abb. 6.15: Stück für Stück maskieren

Vordergrundauswahl

Mithilfe des Werkzeugs *Vordergrundauswahl* können Sie Objekte eines Bildes oder der aktivierten Ebene extrahieren.

Nachdem Sie das Werkzeug aktiviert haben, wählen Sie in groben Zügen den Vordergrund aus, der extrahiert werden soll. Wie Sie bemerken, nimmt der Mauszeiger die Form wie bei der freien Auswahl an. Dementsprechend können Sie mit dem Lasso arbeiten und ziehen nun eine Linie um das Objekt (siehe Abbildung 6.16).

Erreichen Sie den Anfangspunkt, klicken Sie auf den gelben Punkt und lassen die Maustaste los.

Augenblicklich wird der nicht ausgewählte Teil des Bildes mit einer blauen Maske überdeckt.

Falls Sie die Auswahl nicht geschlossen haben, werden die beiden losen Enden automatisch durch eine gerade Linie verbunden. Zudem ändert der Mauszeiger sein Aussehen und sieht wie das Werkzeug *Pinsel* aus (siehe Abbildung 6.17).

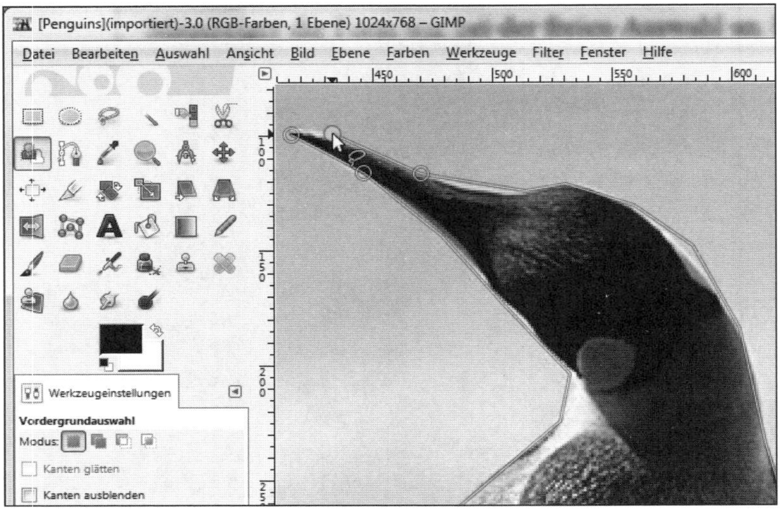

Abb. 6.16: Die Konturen des Objekts umfahren

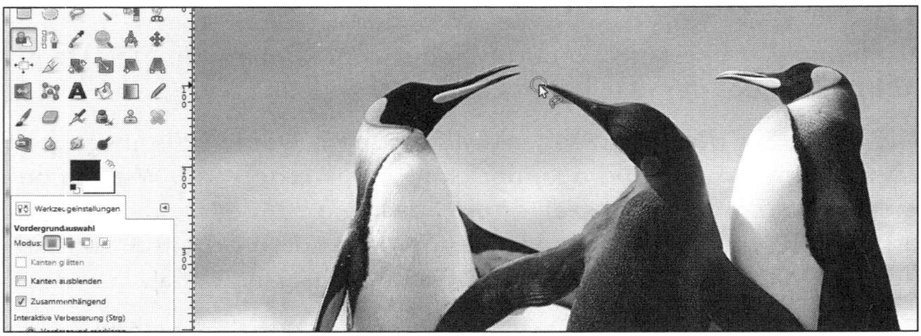

Abb. 6.17: Das maskierte Objekt mit verändertem Mauszeiger

Mit diesem Pinsel können Sie nun alle Stellen übermalen, die nicht maskiert wurden.

Haben Sie ein wenig zu viel vom Hintergrund abgedeckt, können Sie die [Strg]-Taste drücken. Dadurch nimmt der Mauszeiger die Form eines Radiergummis an und verhält sich auch so. Sie können einfach die überflüssige Markierung wegradieren.

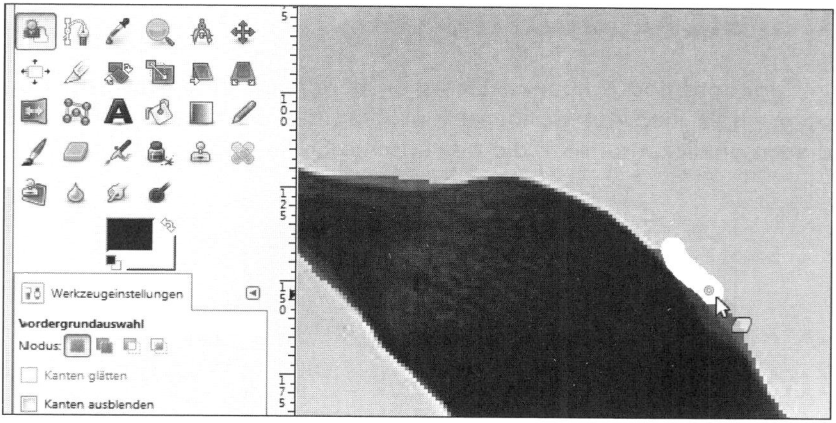

Abb. 6.18: Überflüssiges entfernen

> **TIPP**
>
> Falls Sie dabei wieder zu viel entfernen, sollten Sie die Pinselgröße mithilfe des Reglers *Die Pinselgröße für Verfeinerungen* anpassen.

Um die Auswahl zu erhalten, müssen Sie abschließend noch die [↵]-Taste drücken.

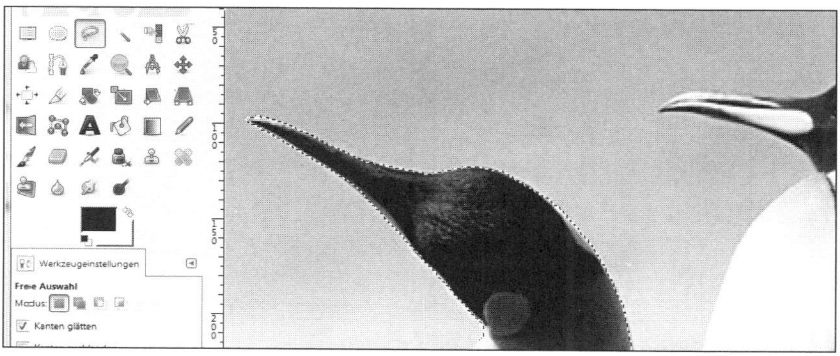

Abb. 6.19: Und schon ist die Maskierung fertig

Bereiche bearbeiten

Im Standardmodus können Sie einen bereits erstellten rechteckigen oder elliptischen Auswahlbereich problemlos verschieben, indem Sie diesen anklicken und an die gewünschte Stelle ziehen.

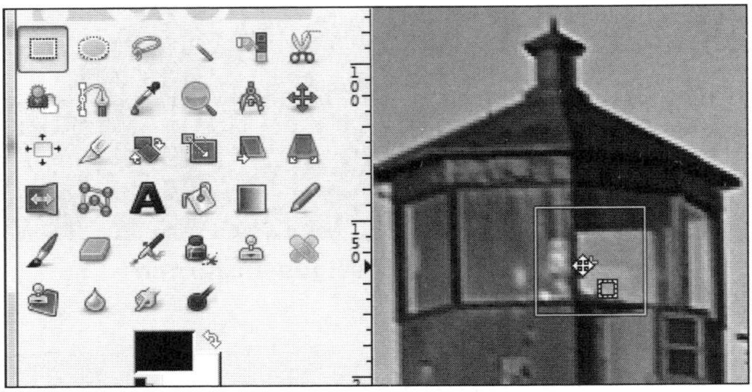

Abb. 6.20: Einen Auswahlbereich verschieben

Zum Ändern der Größe stehen Ihnen sogenannte *Griffbereiche* zur Verfügung. Diese bestehen aus zusätzlichen Umrandungen, die auf die jeweilige Position des Mauszeigers reagieren. Danach heißt es: Anklicken und auf die gewünschte Größe ziehen.

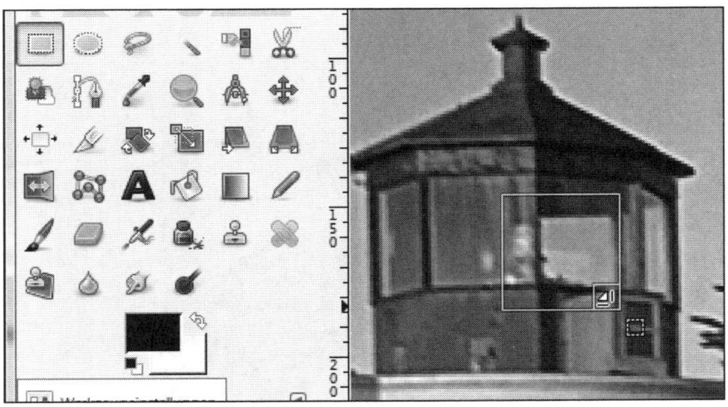

Abb. 6.21: Eine Auswahl über den Griffbereich in der Größe ändern

Möchten Sie die Auswahl samt Inhalt verschieben, müssen Sie zunächst in diese hineinklicken. Wie Sie sehen, verschwinden die Griffbereiche und die Auswahl erscheint nur noch als gestrichelte Linie.

Nun müssen Sie das Werkzeug *Verschieben* aktivieren. Dann können Sie die Auswahl mit gedrückter Maustaste von ihrem ursprünglichen Ort wegschieben.

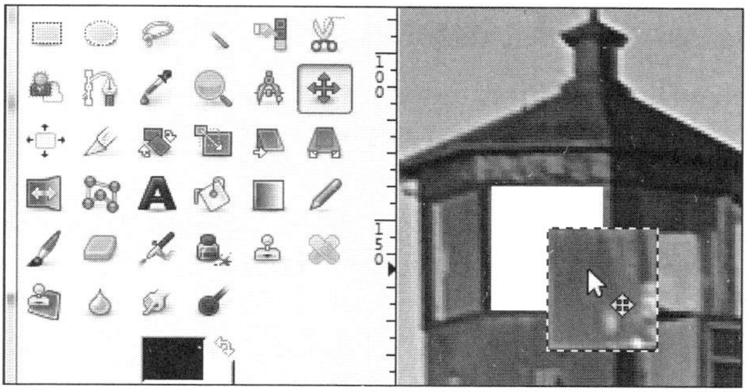

Abb. 6.22: Den Auswahlbereich mit Inhalt verschieben

Soll dagegen eine Auswahl verschoben werden, ohne dass der Hintergrund ausgeschnitten wird, klicken Sie die Auswahl an und verwenden nacheinander die Tastaturkürzel Strg + C und Strg + V (Kopieren und Einfügen).

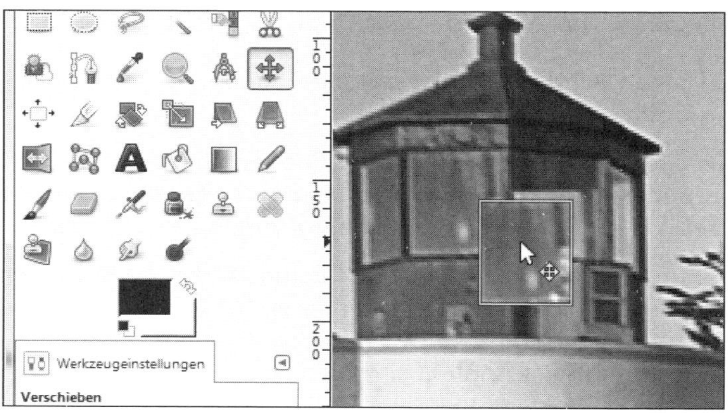

Abb. 6.23: Eine Auswahl nebst Inhalt verschieben

Nun lässt sich die Auswahl problemlos verschieben, ohne dass der Hintergrund geändert wird.

Bereiche gestalten

Nachdem Sie nun wissen, wie man Bildbereiche gezielt auswählt, geht es in diesem Abschnitt um die Bearbeitung derselben. Dabei spielen Ebenen eine entscheidende Rolle.

Beim Erstellen bzw. Öffnen eines neuen Bildes in GIMP besteht dieses zunächst aus lediglich einer Hintergrundebene. Diese können Sie sich sogar anzeigen lassen.

Laden Sie – sofern nicht schon geschehen – eine Bilddatei. Betrachten Sie nun einmal das Andockfenster *Ebenen*.

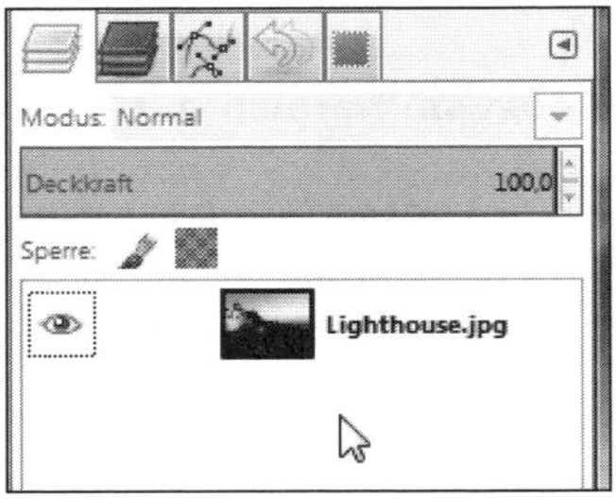

Abb. 6.24: Das Andockfenster Ebenen verwaltet die Ebenen

Wie Sie sehen, wird Ihnen hier nur eine Ebene, die Hintergrundebene, angezeigt.

In jedes Bild können Sie nun weitere Ebenen einfügen, die Sie separat bearbeiten können. Auf diesen Ebenen können Sie Texte eingeben, Objekte einfügen oder auch Umfärbungen vornehmen.

Und genau das soll mit dem Beispiel demonstriert werden. Wenn Sie einmal wissen wollen, wie etwa Ihr Haus, Ihr Auto oder im Beispiel der Leuchtturm mit einer anderen Farbe aussieht, können Sie das mithilfe von Ebenen schnell ausprobieren.

Auswahl separieren

Erstellen Sie zunächst mithilfe der Auswahlwerkzeuge einen entsprechenden Auswahlrahmen.

Kopieren Sie dann den so ausgewählten Inhalt mit [Strg] + [C] in die Zwischenablage. Fügen Sie unmittelbar danach den so kopierten Bereich wieder in das Bild ein, indem Sie die Tastenkombination [Strg] + [V] drücken.

Zunächst sieht es so aus, als ob nichts passiert sei. Wenn Sie aber einen Blick in das Andockfenster *Ebenen* werfen, können Sie einen Unterschied erkennen. Beim Einfügen wurde automatisch eine neue Ebene erstellt und der eingefügte Bereich wurde in dieser Ebene platziert.

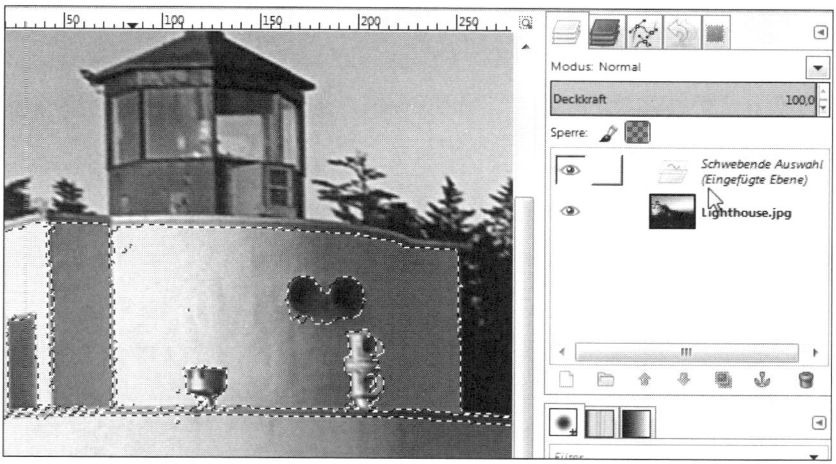

Abb. 6.25: Die neue Ebene wurde eingefügt

Um diese Schritte auszuschließen, sollten Sie die Datei im Format **.xcf* speichern.

Den so erstellten Auswahlrahmen können Sie nun mit einer Farbe, einem Muster oder einem gespeicherten Bildteil füllen und somit recht interessante Effekte erzielen.

Füllfarbe

Um eine Füllfarbe einzustellen, führen Sie einen Doppelklick auf das Symbol *Vordergrundfarbe* im Werkzeugkasten aus.

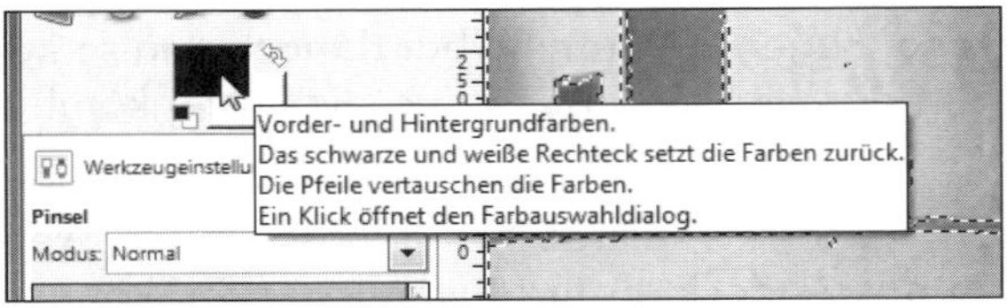
Vorder- und Hintergrundfarben.
Das schwarze und weiße Rechteck setzt die Farben zurück.
Die Pfeile vertauschen die Farben.
Ein Klick öffnet den Farbauswahldialog.
Werkzeugeinstellu
Pinsel
Modus: Normal

Abb. 6.26: Die Vordergrundfarbe einstellen

Dadurch erhalten Sie das Dialogfenster *Vordergrundfarbe*, in dem Sie die gewünschte Farbe einstellen und mit *OK* bestätigen.

Klicken Sie auf das Menü *Bearbeiten* und wählen Sie den Eintrag *Mit Vordergrundfarbe füllen*.

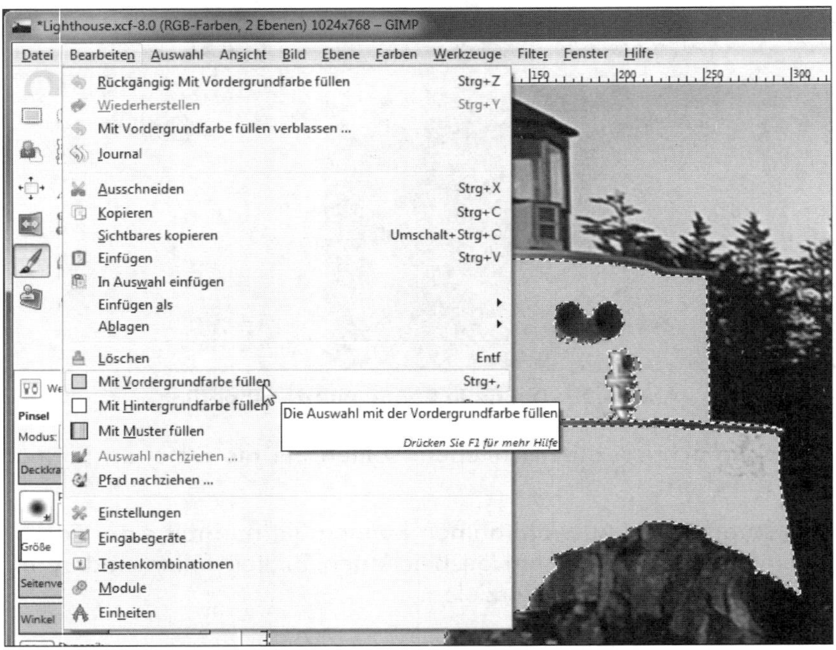

Abb. 6.27: Die Auswahl füllen

Allerdings wird die Farbe vermutlich zu stark durchscheinen und zu einem unnatürlichen Aussehen führen.

Um das zu beheben, legen Sie im Andockfenster *Ebenen* die *Deckkraft* fest. Die Werte für diese Option können zwischen 1% und 100% liegen. Wählen Sie hier keinen zu hohen Wert, da das Ergebnis sonst nicht sehr überzeugend wirkt. Zum transparenten Malen oder für schwache Effekte müssen niedrige Prozentwerte eingegeben werden. Möchten Sie deckend malen, stellen Sie hier hohe Werte ein. Probieren Sie zunächst einmal einen Wert um die 50% aus.

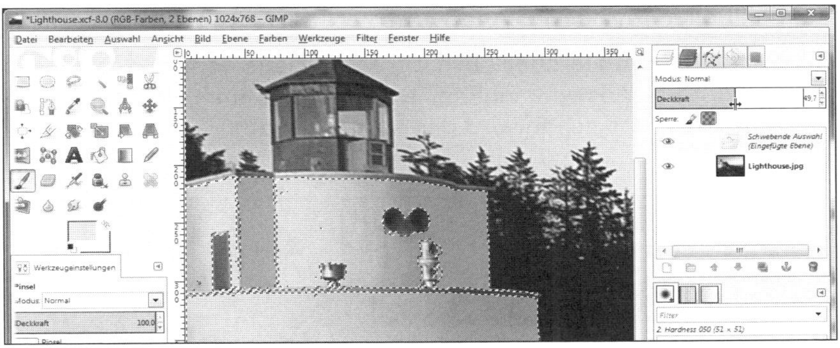

Abb. 6.28: Die Deckkraft reduzieren

Sie sehen augenblicklich das Ergebnis Ihrer Bemühungen.

Abschließend sollten Sie einmal die Ebenen aus- und wiedereinblenden, um einen kompletten Eindruck zu bekommen.

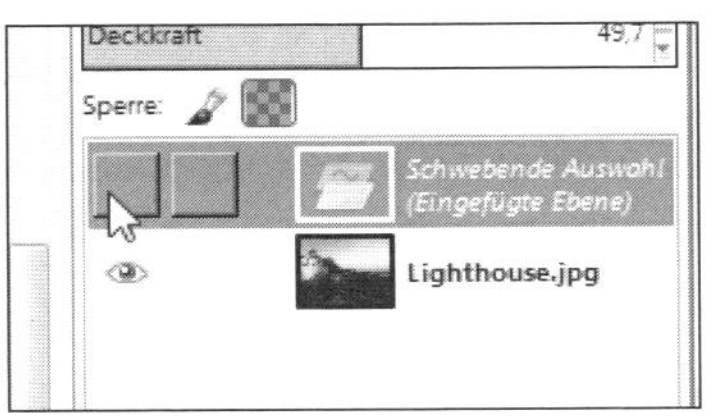

Abb. 6.29: Das Augensymbol ermöglicht den Vorher-Nachher-Effekt

Muster

Anstatt einen Bildbereich mit einer Farbe zu füllen, können Sie auch ein Muster verwenden.

In einem solchen Fall legen Sie zunächst wieder für den zu füllenden Bereich einen Auswahlrahmen fest.

Nun müssen Sie ein Muster im Andockfenster *Muster* auswählen. Dieses Fenster erhalten Sie durch Aufruf der Befehlsfolge *Fenster / Andockbare Dialoge*. Anschließend rufen Sie die Befehlsfolge *Bearbeiten / Mit Muster füllen* auf und augenblicklich wird der Bereich mit dem aktuellen Muster des Andockfensters *Muster* gefüllt.

Alternativ können Sie aber auch ein Muster aus dem Andockfenster einfach auf die Auswahl ziehen. Dort angekommen lassen Sie die Maustaste los, und schon wird das Muster platziert.

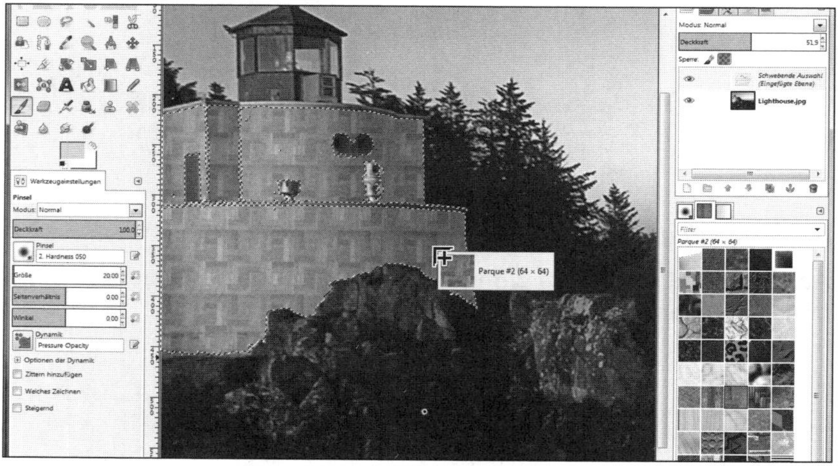

Abb. 6.30: Ein Muster auf die Auswahl ziehen

TIPP

Um ein natürliches Aussehen zu erzielen, sollten Sie auch hier mit einer Verringerung der Deckkraft arbeiten.

Farbverläufe

Wie Sie vielleicht schon gesehen haben, befindet sich vor dem Andockfenster *Muster* ein Andockfenster mit der Bezeichnung *Farbverläufe*.

Um einen solchen einer Auswahl zuzuweisen, müssen Sie – nach Auswahl des gewünschten Verlaufs – das Werkzeug *Farbverlauf* auswählen.

Klicken Sie damit auf den Punkt, an dem der Farbverlauf beginnen soll, und ziehen Sie mit gedrückter Maustaste so weit in die Richtung, wie sich der Farbverlauf erstrecken soll.

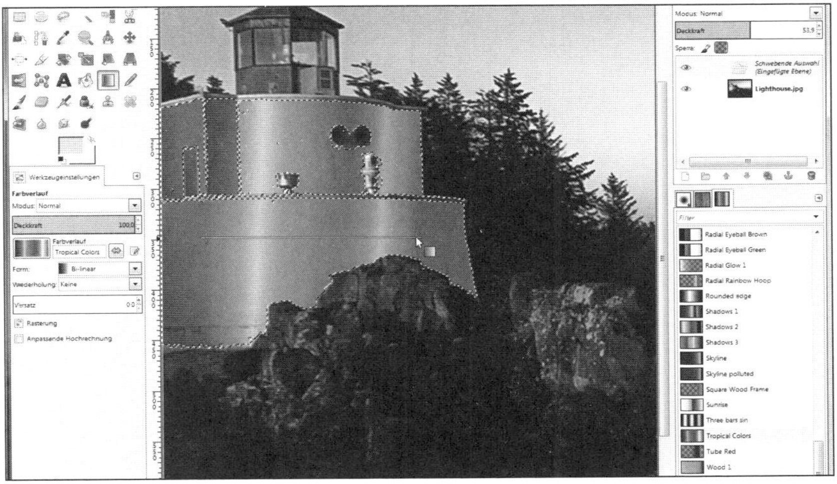

Abb. 6.31: Einen Farbverlauf anlegen

7 Wahr oder falsch: Fotomontagen und Bildretuschen

Ziele

- Bilder so ändern, dass man diese Manipulationen nicht erkennt
- Fotos neu montieren
- Sicherer Umgang bei Retuschen

Schritte zum Erfolg

- Störende Elemente entfernen
- Objekte an neue Stellen klonen
- Kleine Schönheitsreparaturen
- Trübe Bilder aufpeppen

Glauben Sie auch nur, was Sie sehen? Wie heißt es so oft: Bilder lügen nicht. Doch das kann schnell ins Auge gehen, wie Sie gleich sehen werden. Bilder sind schon lange kein Beweis mehr, denn mit wenigen Schritten können Sie Elemente aus Bildern entfernen, neue hinzufügen oder ganz neue Bilder schaffen.

Retuschen

Bestimmt haben Sie auch ein paar Bilder, bei denen gerade in dem Moment, als Sie auslösten, Passanten ins Bild huschten. Wie Sie störende Objekte ohne großen Ärger aus dem Bild bekommen, erfahren Sie im Folgenden.

TIPP

Bei diesen Arbeiten ist es sinnvoll, mit einer eigenen Ebene zu arbeiten. So können Sie jederzeit auf das Ursprungsbild zurückgreifen und sehen zudem, ob die Retusche erfolgreich war.

Nachdem Sie das betreffende Foto geladen haben, duplizieren Sie als Erstes die Hintergrundebene.

Markieren Sie die Ebene und klicken Sie dann auf die Schaltfläche *Ein Duplikat dieser Ebene erstellen und zum Ebenenstapel hinzufügen* (siehe Abbildung 7.1).

Die neue Ebene ist bereits aktiviert und es kann losgehen. Wenn Sie mögen, können Sie diese Ebene aber auch mit einem aussagekräftigeren Namen versehen.

Vergrößern Sie als Nächstes die kritische Stelle mit der Lupe. Das geht am schnellsten, wenn Sie mit dem Werkzeug *Vergrößerung* einen Rahmen darum ziehen (siehe Abbildung 7.2).

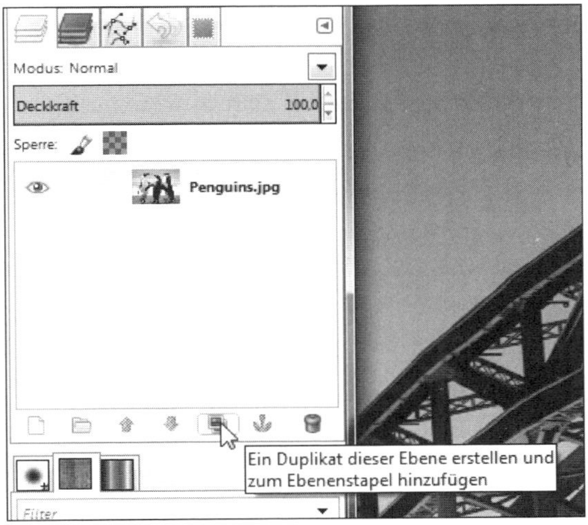

Abb. 7.1: Arbeiten Sie am besten mit einer duplizierten Ebene

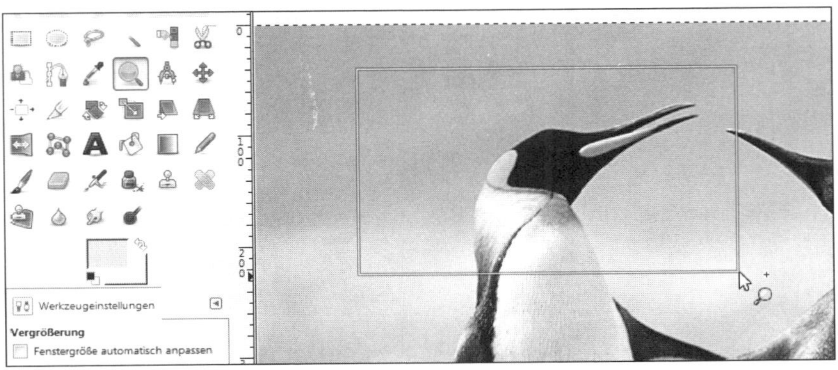

Abb. 7.2: Vergrößern Sie den zu entfernenden Bereich

Klonen

Um diese Stelle zu entfernen, benötigen Sie das Werkzeug *Klonen*. Mit diesem Werkzeug können Sie Bildpunkte von einem Bereich des Fotos in andere Bereiche kopieren, weshalb dieses Werkzeug für unsere Zwecke hervorragend geeignet ist.

Nachdem Sie das Werkzeug ausgewählt haben, sollten Sie zunächst einige Optionen einstellen.

Links von dem Feld *Pinsel* befindet sich eine Schaltfläche. Mit einem Klick darauf klappt eine Liste aus, die eine Reihe verschiedenartiger Pinsel enthält.

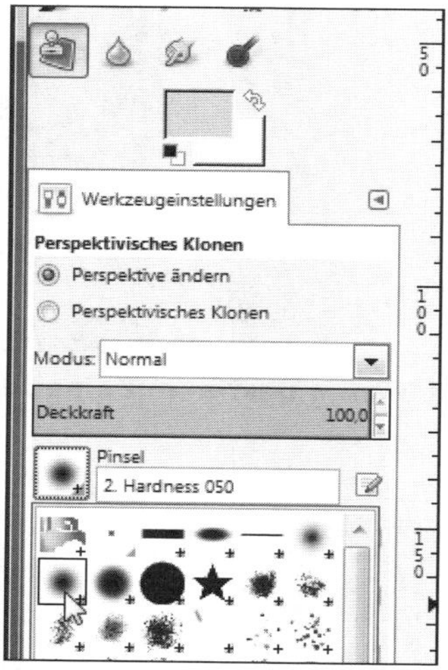

Abb. 7.3: Wählen Sie den Pinsel aus

Hier wählen Sie zunächst die elementare Pinselform aus.

TIPP

Welchen Pinsel Sie auswählen, hängt von der Problemstellung ab. Für unsere Aufgabenstellung benötigen Sie einen nicht zu großen Pinsel mit weichem Rand. Obwohl ein kleiner Pinsel natürlich mehr Arbeit bedeutet, fallen so die Änderungen nicht so sehr auf.

Unterhalb des Feldes *Pinsel* werden Ihnen die aktuelle *Größe*, das *Seitenverhältnis* und der *Winkel* des Werkzeugs angezeigt. Über die kleinen Drehpfeile können Sie so das Werkzeug an die Erfordernisse des Einzelfalls anpassen.

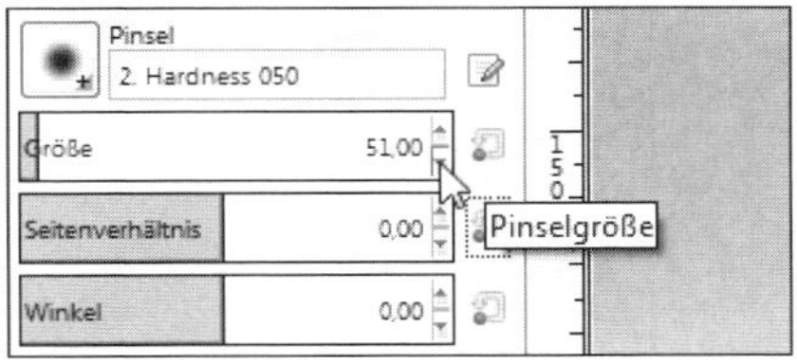

Abb. 7.4: Die Größe des Kopierpinsels festlegen

Ist der Pinsel eingestellt, platzieren Sie den Mauszeiger auf der Stelle, die Sie übertragen wollen. Das wird sehr oft eine Stelle sein, die fehlerfrei ist und/oder sich zum Abdecken eignet.

Zunächst sehen Sie nur einen Kreis mit einem gesperrten Kopierpinselsymbol auf der rechten Seite.

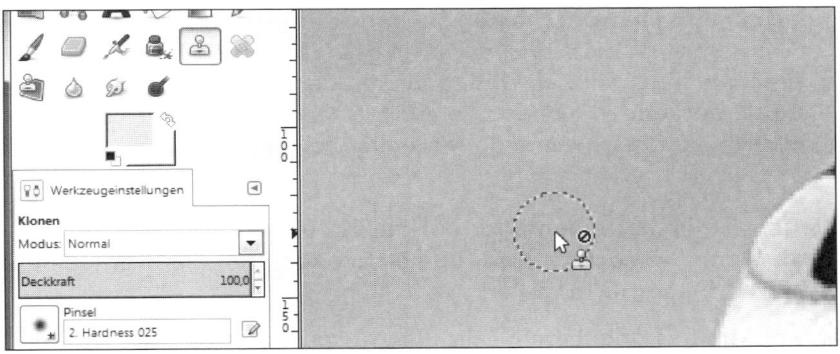

Abb. 7.5: Bereit zum Kopieren

Klicken Sie mit gedrückter Strg-Taste an dieser Stelle. Der Mauszeiger nimmt daraufhin die Form des Werkzeugs *Klonen* an und in der Mitte des Kreises erscheint ein dünnes Kreuz.

Bewegen Sie nun den Kreis an die Stelle, die entfernt bzw. abgedeckt werden soll. Dort klicken Sie mit der linken Maustaste. Wie Sie sicherlich bemerken, wird die angeklickte Stelle mit dem Ursprungspunkt bemalt. Sie kopieren folglich mit diesem Hilfsmittel einen Bereich des Bildes an einen anderen. Wo sich dieser Bereich befindet, ist völlig egal. Damit keine Nahtstellen sichtbar werden, ist aber eine gewisse Nähe zum zu übermalenden Objekt ratsam.

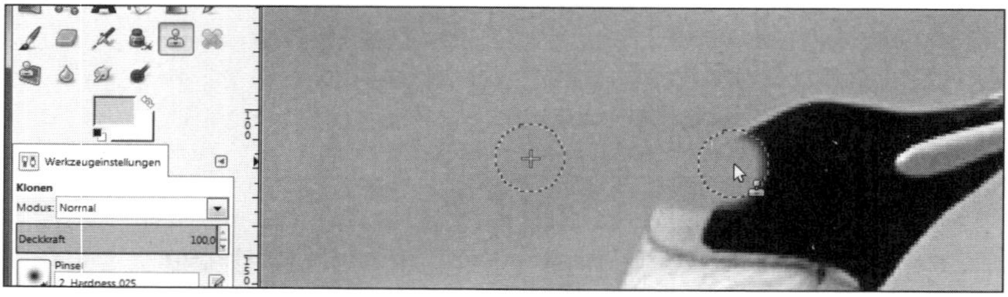

Abb. 7.6: Nach und nach verschwinden die Passanten

Klicken Sie mehrfach, um die Stelle nach und nach zu übermalen.

TIPP

Wenn Ihnen das Tupfen zu mühsam ist, können Sie den Bereich auch übermalen. Dazu lassen Sie die Maustaste nach einem Klick nicht mehr los und streichen – wie beim Streichen im normalen Leben mit einem Pinsel – hier eben mit dem Mauszeiger über die zu überdeckenden Stellen. Idealerweise machen Sie hierbei kleine, nicht zu ausschweifende kreisende Bewegungen.

Werfen Sie immer einen Blick auf das Kreuz, das den Quellort anzeigt. Wenn Sie nämlich nicht aufpassen, kopieren Sie eventuell etwas, was Sie gar nicht wollen.

Ferner kann es angebracht sein, den Ausgangsort zu wechseln, damit später die Korrektur nicht wegen ihrer Ebenmäßigkeit auffällt. Dazu wechseln Sie einfach an eine andere Stelle und klicken dort erneut mit gedrückter Strg-Taste, um den neuen Ursprungsort festzulegen. Anschließend fahren Sie mit den Kopierarbeiten fort, bis alle Stellen übermalt sind.

Wenn Sie fertig sind, sollten Sie das Bild einmal im Ganzen anzeigen. Wählen Sie dazu im Menü *Ansicht / Vergrößerung* den Menüpunkt *Bild in Fenster einpassen*.

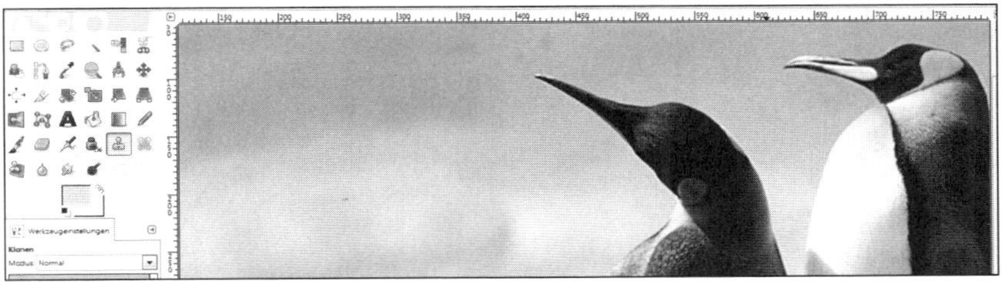

Abb. 7.7: War da noch einer?

Schönheitsreparaturen

Besonders ärgerlich ist es, wenn Ihr Lieblingsfoto einen oder gar mehrere Kratzer erhalten hat oder sich ein paar kleine störende Elemente darin befinden. Und wie es halt nun mal so ist, der Fehler kann noch so klein sein, das Auge schweift ständig zu diesem Makel hin.

Kleinere Fehler können Sie mit dem Ihnen schon bekannten Werkzeug *Klonen* beheben. Eine weitere Möglichkeit, solche kleinen Kratzer bzw. Unebenheiten zu entfernen, bietet das Werkzeug *Heilen*. Dieses Werkzeug setzen Sie für die kleine Reparatur zwischendurch ein, wenn es darum geht, kleinere Makel zu beseitigen.

TIPP

Die Funktionsweise entspricht dem Arbeiten mit dem Werkzeug *Klonen*, wobei hier allerdings zusätzlich Struktur, Beleuchtung und auch Schattierung automatisch angepasst werden.

Wählen Sie das Werkzeug aus und passen Sie zunächst je nach Größe des Fehlers die Pinselgröße und gegebenenfalls die Deckkraft an.

Suchen Sie eine Stelle, die der schadhaften sehr ähnlich ist, und klicken Sie dort mit gedrückter [Strg]-Taste.

Anschließend klicken Sie auf die schadhafte Stelle, die sofort repariert wird. Und schon ist nichts mehr zu sehen.

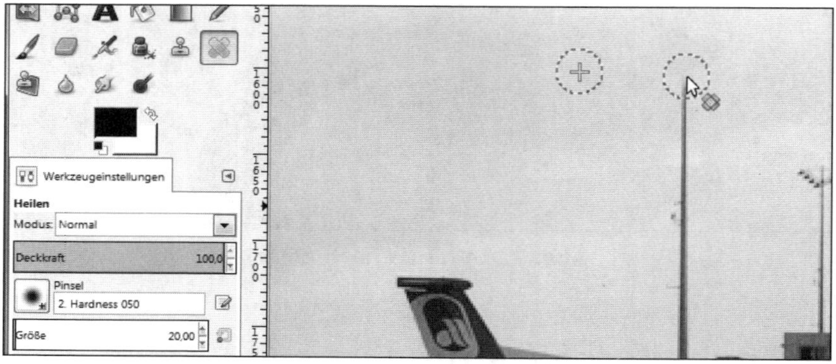

Abb. 7.8: Der Schnellreparaturdienst für die kleine Reparatur zwischendurch

Fotomontagen

Man kann nicht nur Dinge verschwinden lassen, man kann auch in ein vorhandenes Bild Bildelemente aus anderen Bildern so einpassen, dass man schon genau wissen muss, dass es sich hier um eine sogenannte Fotomontage handelt.

Objekte einfügen

Im Folgenden soll ein Pinguin in eine Fotografie so eingebaut werden, als ob er wirklich dort umherstehen würde.

Öffnen Sie zunächst das Bild, in das das Bildelement gesetzt werden soll. Über den Registerreiter können Sie so jederzeit darauf zugreifen.

Danach öffnen Sie das Bild mit dem Objekt, das Sie dort einfügen wollen, im Beispiel das Bild mit den Pinguinen.

Damit der Pinguin in das andere Bild montiert werden kann, muss er als Nächstes freigestellt werden, denn der Hintergrund darf nicht sichtbar sein. Diesen Vorgang haben Sie bereits kennengelernt.

Da der Pinguin eine recht ungleichmäßige Form besitzt, habe ich mich für das Werkzeug *Freie Auswahl* entschieden.

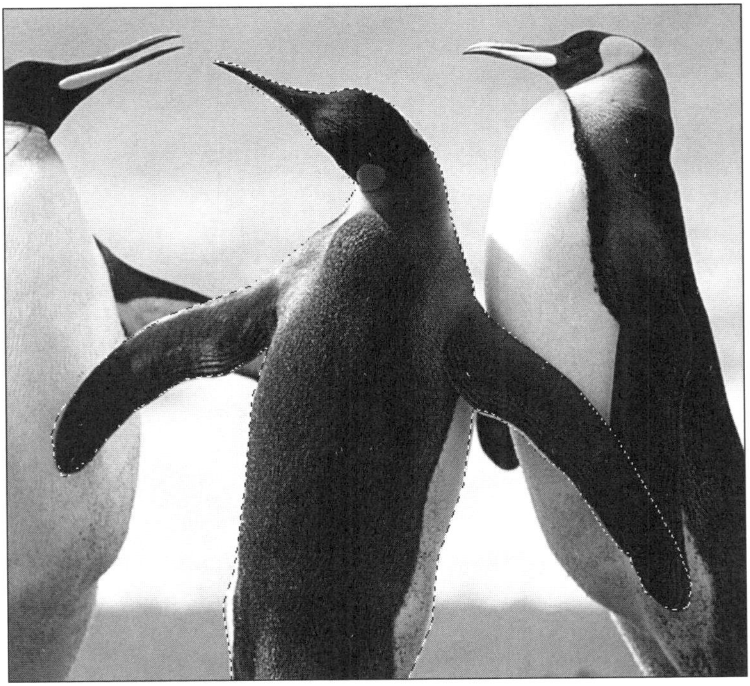

Abb. 7.9: Das Objekt freistellen

Nachdem das erledigt ist, könnten Sie eigentlich den Pinguin schon in das andere Bild einsetzen. Doch im Folgenden sollen Sie noch zwei weitere Möglichkeiten kennenlernen, wie man auch zu einem späteren Zeitpunkt ein einmal mühsam freigestelltes Objekt erneut verwenden kann.

Möchten Sie eine weitere Auswahl vornehmen, die nichts mit der ersten zu tun hat, im Beispiel etwa einen weiteren Pinguin maskieren, sollten Sie zu folgender Lösung greifen:

Kopieren Sie die Auswahl in die Zwischenablage. Das geht am schnellsten mit [Strg] + [C], aber natürlich auch über die Befehlsfolge *Bearbeiten / Kopieren*.

Anschließend erstellen Sie daraus eine neue Datei, indem Sie die Befehlsfolge *Datei / Erstellen / Aus Zwischenablage* wählen.

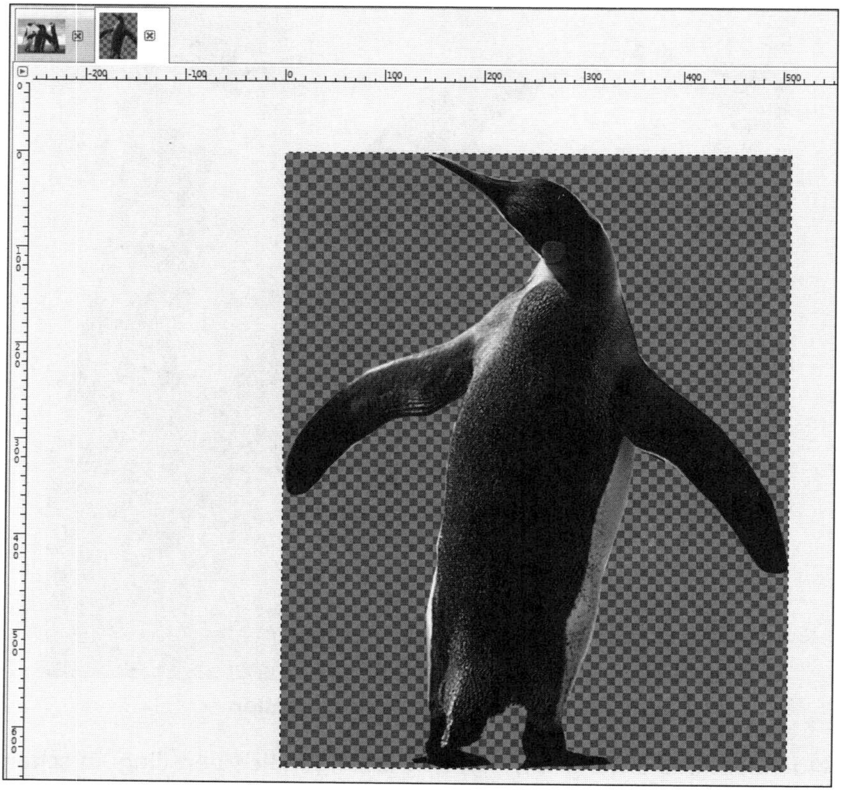

Abb. 7.10: Das freigestellte Objekt in der neuen Datei

TIPP

Die Karos zeigen Ihnen, dass das Objekt auf einem transparenten Hintergrund eingefügt wurde.

Speichern Sie nun diese Datei ab.

Nun können Sie den Pinguin mühelos in die Zwischenablage kopieren, zum Beispiel durch Drücken von [Strg] + [C] oder natürlich durch Aufrufen von *Bearbeiten / Kopieren*. Wechseln Sie dann über die Registerkarten zu dem Fenster, in das Sie den Pinguin einfügen wollen, und fügen Sie dort den Inhalt der Zwischenablage durch Drücken von [Strg] + [V] ein.

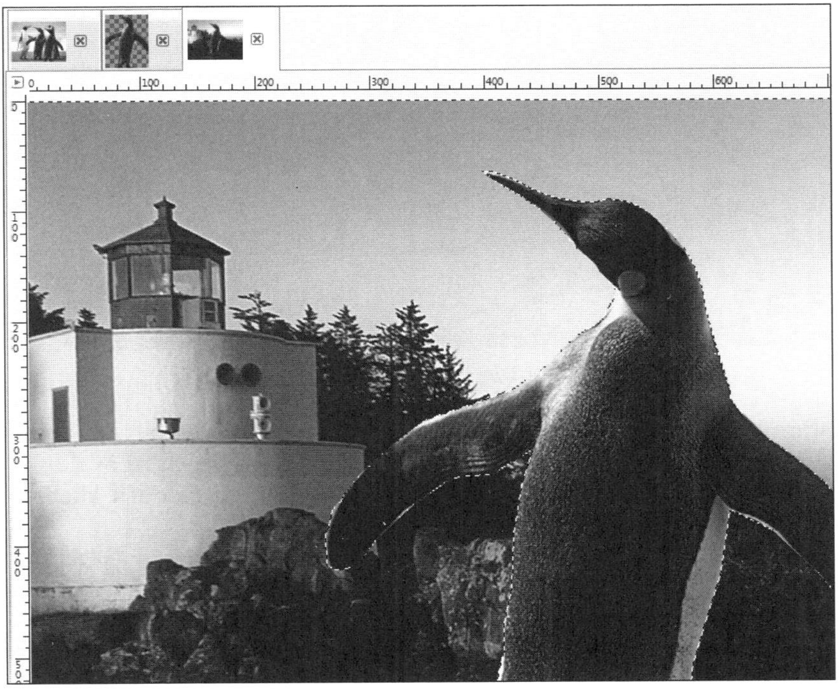

Abb. 7.11: Der eingefügte Pinguin

Wenn Ihnen die Proportionen nicht zusagen, können Sie das leicht ändern.

Klicken Sie auf das Werkzeug *Skalieren* und anschließend auf das eingefügte Objekt.

Dieses wird daraufhin von einem Rahmen mit Raster und Anfassgriffen umgeben. Zeigen Sie auf einen der Eckanfassgriffe und ziehen

Sie das eingefügte Objekt so lange diagonal nach innen, bis Ihnen die Größe zusagt.

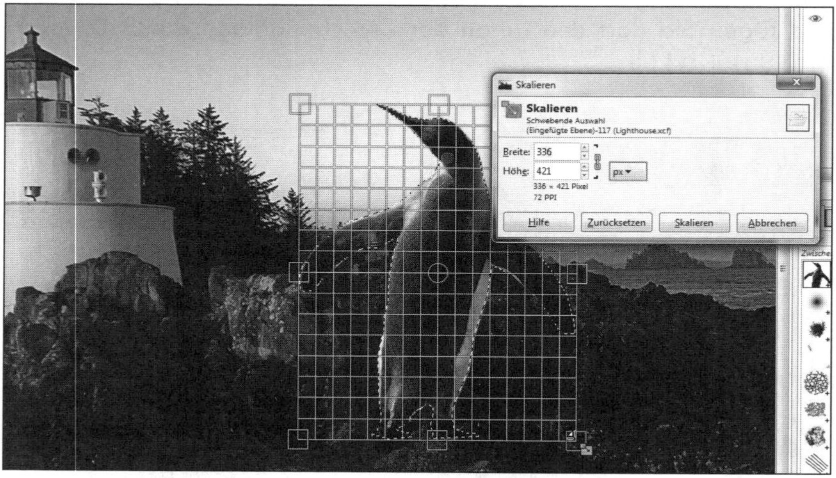

Abb. 7.12: Die Proportionen anpassen

Alternativ können Sie aber auch im Dialogfenster *Skalieren* die *Breite* und *Höhe* in die betreffenden Felder eingeben. Hilfreich ist es dabei, wenn Sie auf das Kettensymbol hinter den beiden Feldern klicken. Dadurch werden die Proportionen gewahrt.

Haben Sie die gewünschte Größe erreicht, klicken Sie auf die Schaltfläche *Skalieren*.

Nun aktivieren Sie noch das Werkzeug *Verschieben* und ziehen dann das Objekt mit gedrückter Maustaste an die gewünschte Stelle.

Schönes Wetter

Bestimmt haben Sie auch einige Fotos, bei denen eigentlich nur eines fehlt: ein schöner Himmel. Mit GIMP ist das kein Thema mehr.

Sie benötigen lediglich ein Bild mit einem wunderbaren blauen Himmel. Hier können Sie einen der Bildschirmhintergründe, die bei

Windows standardmäßig für die Hintergrundgestaltung dabei sind, verwenden.

Zunächst müssen Sie beide Bilder öffnen.

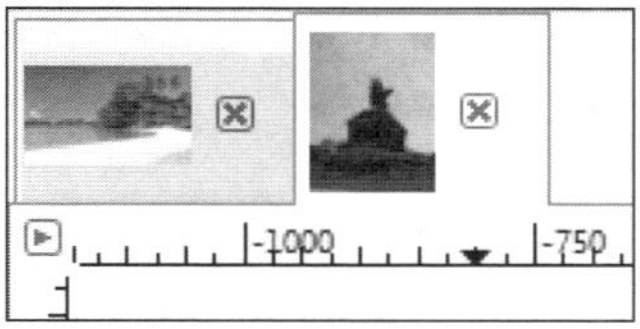

Abb. 7.13: Laden Sie beide Bilder

Aktivieren Sie die Registerkarte des Bildes mit dem trüben Himmel und versehen Sie es komplett mit einem Auswahlrahmen durch Drücken von Strg + A. Alternativ können Sie auch die Befehlsfolge *Auswahl / Alles* verwenden.

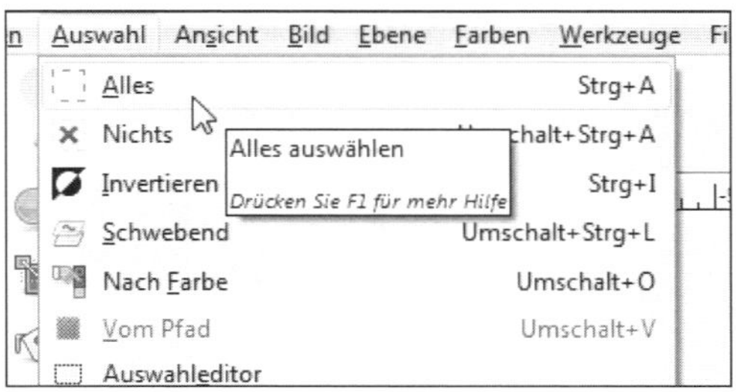

Abb. 7.14: Markieren Sie das Bild mit dem trüben Himmel

Nehmen Sie den Inhalt des Auswahlrahmens durch Drücken von Strg + C in die Zwischenablage.

Wechseln Sie zu dem Foto mit dem schönen Himmel.

Fügen Sie hier den Inhalt der Zwischenablage mit der Tastenkombination Strg + A ein.

Falls die Formate nicht übereinstimmen, skalieren Sie das Bild mithilfe des Werkzeugs *Verschieben* so, dass es in jedem Fall den Himmel des ersten Fotos abdeckt.

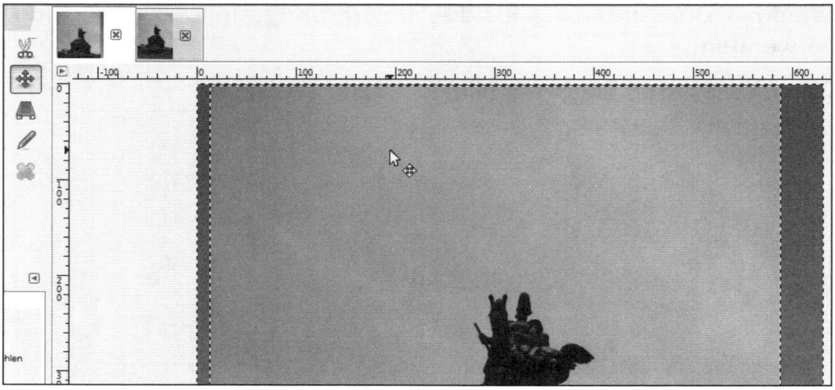

Abb. 7.15: Das eingefügte Bild

Um die Ebenen austauschen zu können, müssen Sie als Nächstes die schwebende Auswahl zu einer neuen Ebene umwandeln. Klicken Sie dazu mit der rechten Maustaste auf den Eintrag und rufen Sie den Kontextmenübefehl *Zur neuen Ebene* auf.

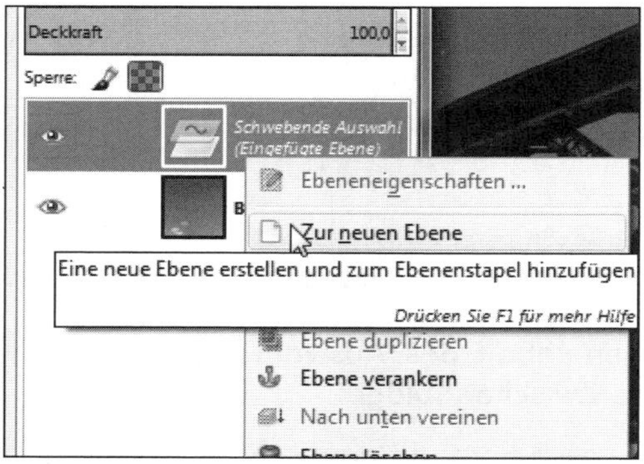

Abb. 7.16: Die schwebende Auswahl verankern

Danach sollten Sie noch die überflüssigen Partien des Himmels mit dem Werkzeug *Zuschneiden* entfernen.

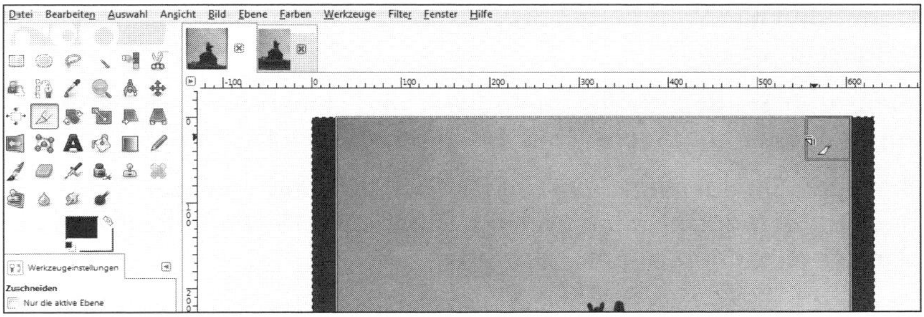

Abb. 7.17: Die überflüssigen Partien wegschneiden

Im Folgenden ist es noch hilfreich, wenn Sie die Elemente maskieren, an der der Himmel nicht durchscheinen darf.

Verwenden Sie dazu ruhig wieder die Werkzeuge *Freie Auswahl* oder *Magnetische Schere*, weil diese Ihnen am besten bei ungleichmäßigen Strecken helfen.

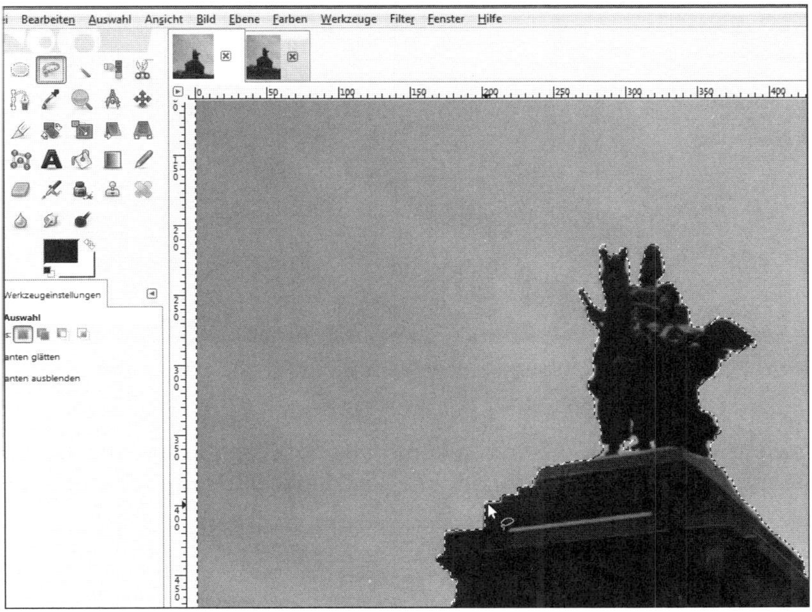

Abb. 7.18: Maskieren Sie die Teile, bei denen der Himmel nicht durchscheinen soll

Damit sind alle Vorarbeiten abgeschlossen und der alte Himmel kann getauscht werden.

Aktivieren Sie das Werkzeug *Radierer* und stellen Sie über die Werkzeugoptionen gegebenenfalls einen passenden *Durchmesser* ein.

Bewegen Sie das Werkzeug auf den Himmel und bewegen Sie es mit gedrückter Maustaste hin und her. Durch diese Bewegungen wird der darunter liegende Himmel sichtbar.

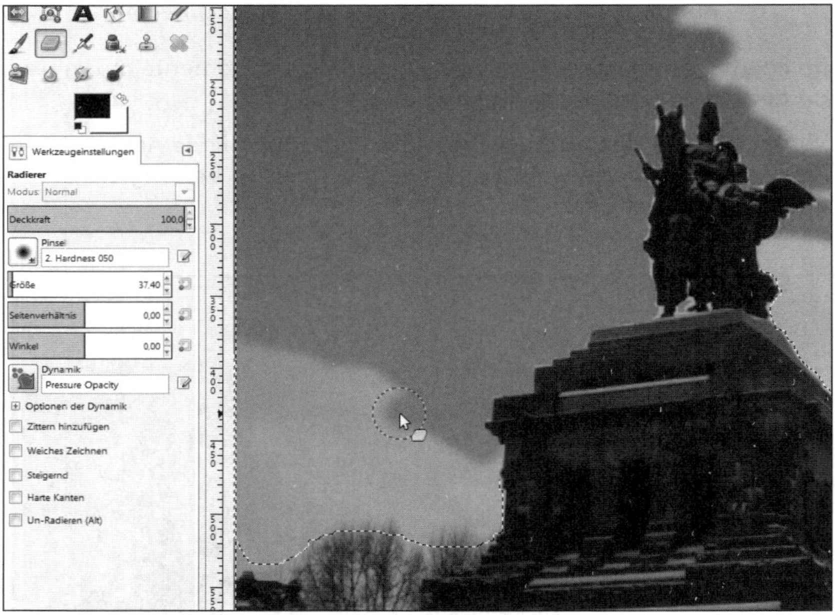

Abb. 7.19: Das Werkzeug Radiergummi radiert den schönen Himmel durch

Radieren Sie so den gesamten Himmel weg. Gegebenenfalls müssen Sie dabei den Pinsel, insbesondere was die Größe angeht, anpassen.

In Zukunft könnten alle Ihre Urlaubsbilder wie in den Prospekten aussehen.

8 Bilder aufpeppen: Filter, (Text-) Effekte und Co.

Ziele

- ⇨ Mehr aus vorhandenen Bildern machen
- ⇨ Interessante Effekte schaffen
- ⇨ Mehr aus langweiligen Bildern machen

Schritte zum Erfolg

- ⇨ Bilder mit Filter bearbeiten
- ⇨ Objekte einfügen
- ⇨ Mit Ebenenmasken arbeiten

Bestimmt haben Sie auch ein paar Bilder, die arg langweilig aussehen und denen der gewisse Pep fehlt. Mit GIMP können Sie das problemlos ändern. So helfen konstruktive Filter, Bilder zu verbessern, destruktive Filter verschaffen Ihnen fantastische Bilder und verblüffende Bildeffekte und mit Texteffekten können Sie die langweiligsten Bilder aufpeppen.

TIPP

Besonders bei den folgenden Arbeiten, ist es sinnvoll, mit Ebenen zu arbeiten. Diese erlauben Ihnen nämlich, unbeschwert zu arbeiten, denn im Fall der Fälle können Sie die Ebene nebst Filter einfach löschen.

Einsatz von Filtern

Wenn Sie bei Filter an Zigaretten denken, liegen Sie nicht ganz daneben. Filter halten bestimmte Elemente zurück und lassen dagegen andere durch. Filter in GIMP arbeiten ähnlich. Sie heben bestimmte Eigenschaften in einem Bild hervor bzw. filtern sie heraus. Daneben können Sie Spezialeffekte auf Bilder anwenden, wie etwa Beleuchtungseffekte und Verzerrungen.

Die verschiedenen Filteroptionen werden im Menü *Filter* angezeigt.

Wenn Sie diese Menüpunkte einmal durchgehen, bekommen Sie eine Vorstellung davon, wie viele Filter Ihnen zur Auswahl stehen. Im Folgenden werden Sie eine kleine Auswahl kennenlernen. Diese kann man grob in drei Klassen unterteilen:

- ⇨ *Konstruktive Filter*: Dabei handelt es sich um solche Filter, die die Bildqualität verbessern oder Bildmängel beseitigen können.
- ⇨ *Destruktive Filter*: Das sind solche, die ausschließlich dafür gedacht sind, einen speziellen Effekt hervorzurufen.
- ⇨ *Bilder für das Internet*: Diese Effekte helfen Ihnen, eine Imagemap oder animierte Grafiken anzulegen.

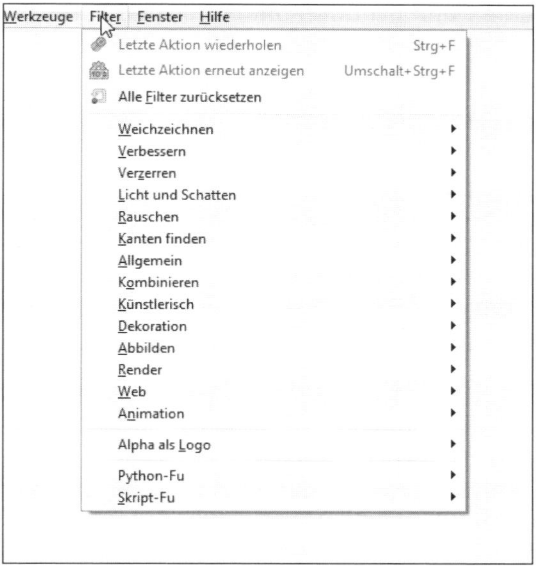

Abb. 8.1: Alle Filter auf einen Blick

Konstruktive Filter

Konstruktive Filter haben Sie bereits kennengelernt, als Sie die Bildqualität eines Fotos verbessert haben. Im Folgenden werden Sie die zwei wichtigsten Filterarten kennenlernen: *Scharfzeichnungs-* und *Weichzeichnungsfilter*. Wie Sie sehen werden, haben diese Filter zumeist ein Gegenstück, mit dem Sie allerdings nicht den Urzustand wiederherstellen können.

Weichzeichnen

Bei den sogenannten Weichzeichnern wird der Kontrast zwischen benachbarten Bildpunkten verringert. Auf diese Weise wird eine Auswahl oder ein Bild weicher, was besonders nützlich beim Retuschieren ist. Die Anwendung dieser Filter führt zu feineren Übergängen, da sie Durchschnittswerte der Pixel verwenden, die sich neben harten

Kanten von Linien und Schatten mit deutlichen Farbübergängen befinden.

GIMP stellt Ihnen in der Kategorie *Weichzeichnen* unter anderem die folgenden Filter zur Auswahl:

Bewegungsunschärfe

Dieser Filter ist die richtige Wahl, wenn Sie ein Bild so bearbeiten wollen, als ob die Kamera oder das Motiv während der Aufnahme in Bewegung waren.

Nachdem Sie die Befehlsfolge *Filter / Weichzeichnen / Bewegungsunschärfe* aufgerufen haben, erscheint das gleichnamige Dialogfenster.

Mithilfe der Vorschaufunktion am unteren Rand des Vorschaufensters können Sie den Ausschnitt zoomen. Zeigen Sie dazu auf den Vierfachpfeil im Schnittpunkt der Bildlaufleiste und klicken Sie mit der Maus. Möchten Sie ihn bewegen, führen Sie den Mauszeiger mit gedrückter Maustaste auf den angezeigten Bildausschnitt.

Die Art der Weichzeichnung legen Sie über die drei Optionsfelder *Weichzeichnungsart* fest. Die Option *Linear* führt dazu, dass die Bewegung in einer einzigen, bestimmten Richtung ausgeführt. Entscheiden Sie sich für *Radial*, wird die Bewegung kreisförmig vorgenommen. Entscheiden Sie sich dagegen für *Zoom*, wird eine Bewegungsunschärfe produziert, die dem Effekt entspricht, der beim Fotografieren durch ein Verstellen des Zooms während der Belichtung erreicht wird.

Möchten Sie den jeweiligen Eindruck verstärken oder verringern, nehmen Sie diese Einstellung über den Schieberegler *Länge* vor. Tragen Sie hier einfach den gewünschten Wert ein und bestätigen Sie mit *OK*. Intuitiver lässt sich der Winkel aber mit dem Regler einstellen. Klicken Sie einfach darauf und verschieben Sie ihn mit gedrückter Maustaste in die gewünschte Richtung.

Über den Regler *Winkel* können Sie bestimmen, in welchem Winkel der Effekt angewendet werden soll.

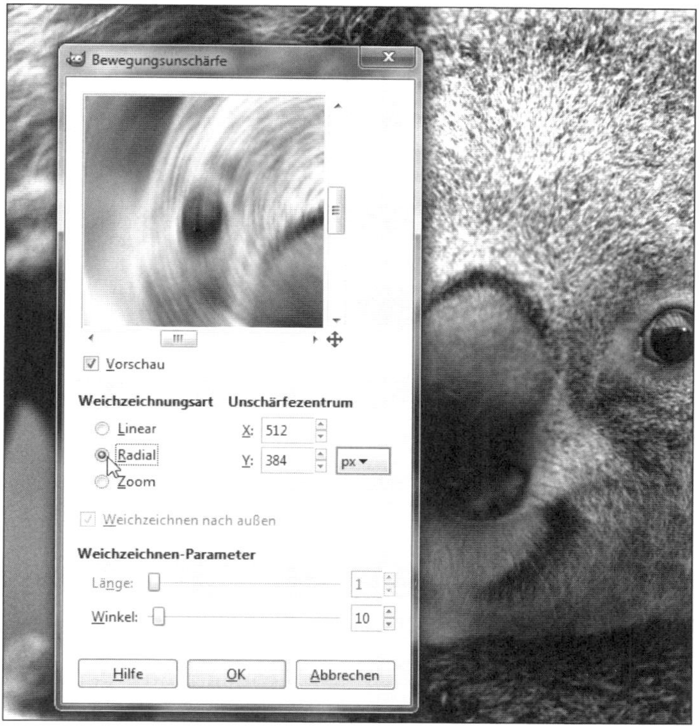

Abb. 8.2: Bringen Sie Dynamik in Ihre Bilder

Gaußscher Weichzeichner

Der *Gaußsche Weichzeichner* zeichnet eine Auswahl um einen einstellbaren Wert weich. Auf diese Weise können Sie einen schön verschwommenen Effekt produzieren.

Mit diesem Filter können Sie beispielsweise den gefürchteten Treppcheneffekt mindern, der entsteht, wenn ein Bild zu grob aufgelöst wurde. Sie kennen sicherlich den Effekt, wenn Sie sich ein Bild einmal unter einem hohen Zoomfaktor anschauen. Die dabei auftretenden unschönen Kästchen lassen sich mithilfe dieses Filters verringern und es kann dem Bild dadurch zu einem harmonischen Aussehen verholfen werden.

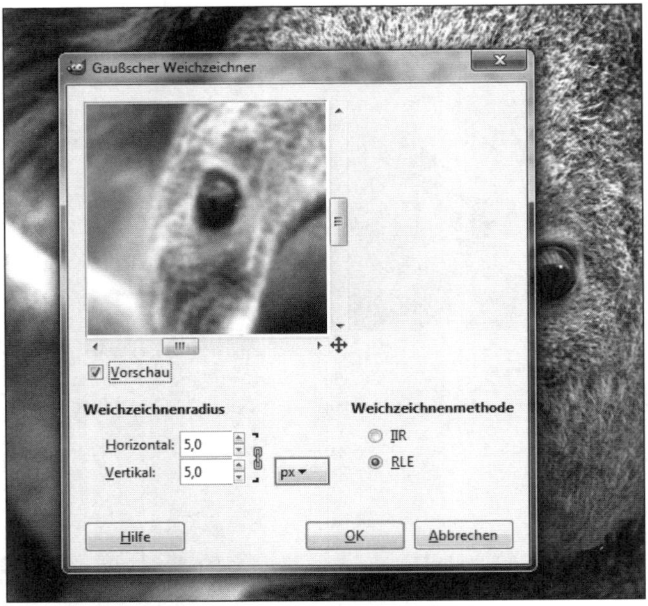

Abb. 8.3: Sorgt für harmonische Übergänge und rettet manchen Scan

Mithilfe der Felder im Bereich *Weichzeichnenradius* nehmen Sie die gewünschte Tiefe vor. Wenn Sie dabei auf das Kettensymbol hinter den beiden Feldern klicken, werden die beiden Felder stets gleichzeitig geändert.

Über die Optionen im Bereich *Weichzeichnenmethode* können Sie die Behandlungsweise von nicht computergenerierten Bildern und solchen, die von einem Computer erstellt worden sind, abstimmen. Im ersten Fall wählen Sie *IRR* (*infinite impulse response*) und im zweiten *RLE* (*run-length encoding*).

Selektiver Gaußscher Weichzeichner

Wenn Sie nur bestimmte Teile eines Bildes weichzeichnen wollen, ist der Filter *Selektiver Gaußscher Weichzeichner* die richtige Wahl.

Markieren Sie zunächst den betreffenden Bildbereich mit einem der Auswahlwerkzeuge. Anschließend rufen Sie den Filter auf und nehmen im Dialogfenster die gewünschten Einstellungen vor.

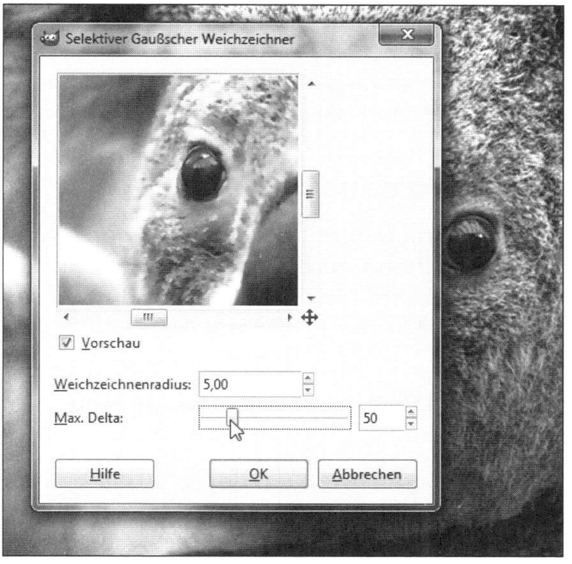

Abb. 8.4: Der selektive Weichzeichner im Einsatz

Im Feld *Weichzeichnenradius* geben Sie den Umfang des Bereichs an, innerhalb dessen der Filter nach unähnlichen Pixeln sucht. Mit dem Regler *Max. Delta* legen Sie dagegen fest, wie weit die Pixel voneinander verschieden sein müssen, damit der Filter darauf angewendet wird.

Die Einstellungen beenden Sie mit *OK*.

Weichzeichnen

Bei Aufruf des Befehls *Weichzeichnen* erscheint kein Dialogfenster, sondern das Bild wird sofort bearbeitet.

Der Effekt kann jedoch so schwach ausfallen, dass Sie meinen, dass das Bild gar nicht weichgezeichnet wurde. Bei jedem erneuten Aufruf wird der Effekt erneut angewendet, sodass der Effekt nach und nach verstärkt zutage tritt.

Im Regelfall werden Sie diesen Filter nur einsetzen, wenn Sie ein etwas zu scharf geratenes Bild harmonischer wirken lassen wollen.

Verbessern

Die Optionen des Menüpunkts *Verbessern* bieten eine Reihe von Filtern, mit denen Sie die Qualität eines Bildes verbessern können.

Rote Augen entfernen

Wer kennt nicht das Problem mit den roten Augen? Wenn Sie selbst fotografieren, wird es Ihnen auch schon passiert sein: Statt der wunderbaren braunen, strahlen Sie rote Augen an. Dieser Effekt tritt dann auf, wenn das Blitzlicht der Kamera vom Augenhintergrund reflektiert wird.

Bei einem solchen Fall hilft in den allermeisten Fällen der Filter *Rote Augen entfernen* weiter.

Zunächst legen Sie eine Auswahl um den bzw. die betreffenden Bildbereiche an.

Dann rufen Sie über den Menübefehl *Filter / Verbessern / Rote Augen entfernen* das gleichnamige Dialogfenster auf den Bildschirm.

Nun passen Sie mithilfe des Reglers *Schwellwert* für die Rötung, die entfernt wird, den Schwellenwert an. Am besten orientieren Sie sich dabei an der *Vorschau*.

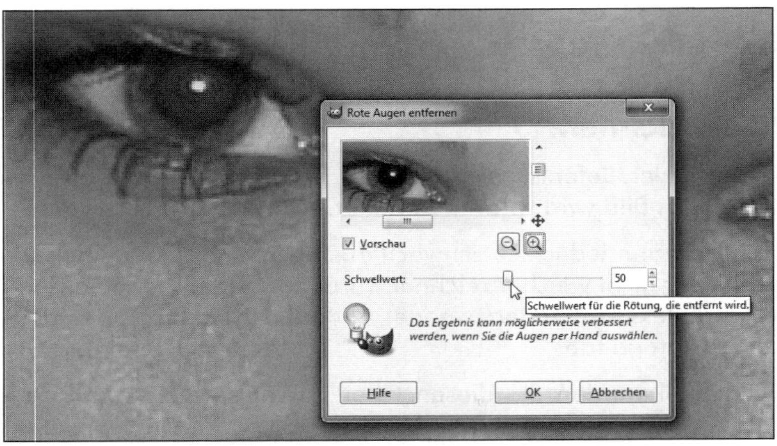

Abb. 8.5: Die Rötung allmählich entfernen

Mit *OK* bestätigen Sie Ihre Eingaben und schon ist der Rote-Augen-Effekt verschwunden.

Schärfen

Schärfungsfilter werden Sie bei den allermeisten Digitalfotos einsetzen müssen. Diese können je nach Kamera nur ein mehr oder minder großer oder kleiner Kompromiss zur Realität sein. Diese Filter zeichnen verschwommene Bilder scharf, indem sie den Kontrast der benachbarten Pixel erhöhen. Die technischen Gegebenheiten führen dazu, dass nicht das ganze vorhandene kontinuierliche Farbspektrum „eingefangen" werden kann. Dabei werden Elemente, die kleiner als die Abtastfrequenz der Kamera sind, mit Durchschnittsfarbe gefüllt. Das führt dazu, dass eigentlich scharfe Kanten weicher erscheinen.

Nachdem Sie den Menüpunkt aufgerufen haben, erscheint das Dialogfenster *Schärfen*.

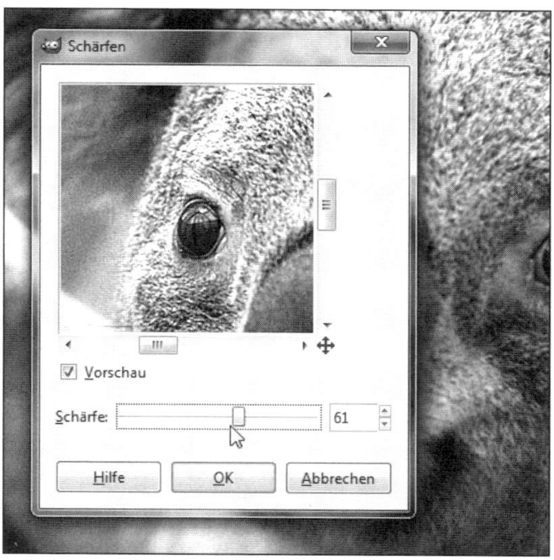

Abb. 8.6: Ein Bild schärfen

In diesem können Sie nun über den Regler die Schärfe einstellen. Dabei werden die Kanten verstärkt, sodass das Bild klarer erscheint.

Unscharf maskieren

Möchten Sie den Vorgang des Schärfens exakter steuern, verwenden Sie den Filter *Unscharf maskieren*.

Dieser Filter ermittelt die Bereiche im Bild, die deutliche Farbänderungen aufweisen, und korrigiert den Kontrast an den Kanten. Der Filter erzeugt eine hellere und eine dunklere Linie auf beiden Seiten der Kante, wodurch diese hervorgehoben wird und das Bild insgesamt schärfer erscheint.

Nachdem Sie den Menüpunkt aufgerufen haben, erscheint das entsprechende Dialogfenster, in dem Sie den *Schwellenwert*, den *Radius* und die *Menge* anpassen können.

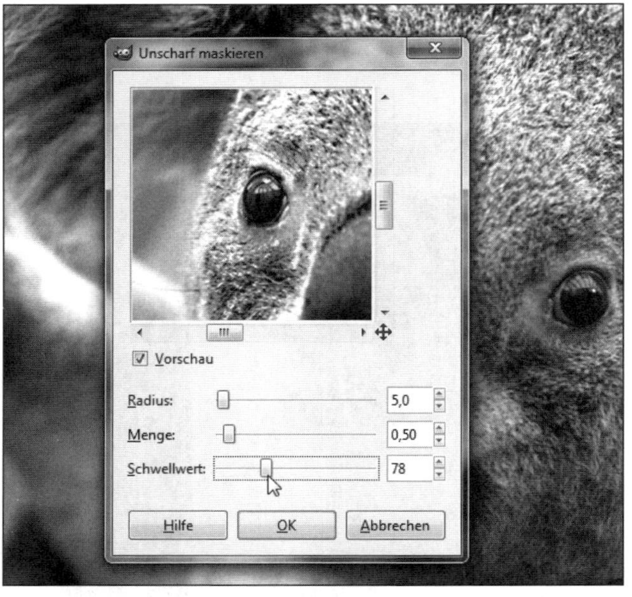

Abb. 8.7: Details stärker herausbringen mit dem Filter *Unscharf maskieren*

Im Einzelnen erreichen Sie Folgendes:

⇨ *Radius*: Über den Regler legen Sie fest, wie viele Pixel auf jeder Seite der geschärften Kante auch geschärft werden sollen. Was dabei der optimale Wert ist, hängt von der Auflösung des Bildes ab. Je höher diese ist, umso größer sollte der Wert gewählt werden.

⇨ *Menge*: Damit können Sie die Stärke der Schärfung des Filters einstellen.

⇨ *Schwellwert*: Mit dieser Eigenschaft stellen Sie ein, wie unterschiedlich die Farbe zweier Pixel sein muss, damit sie als Kante betrachtet und somit geschärft werden.

Probieren Sie bei diesen Einstellungen ruhig etwas herum, bis Sie mit dem Ergebnis zufrieden sind. Achten Sie lediglich darauf, dass der Mengenwert nicht zu hoch ist.

Ein Klick auf *OK* wendet den Filter an.

Destruktive Filter

Während die eben gezeigten Filter im Regelfall dazu dienen, Bildprobleme zu beseitigen, sind die folgenden Filter eher dazu gedacht, Spezialeffekte zu erzielen. So werden hier keine Pixelfehler korrigiert, sondern bei Anwendung der Filter die Bildpunkte sehr stark verändert. Mit den destruktiven Filtern können Sie interessante Effekte auf Ihre Fotos bringen und so manchen Hinschaueffekt erzielen.

Verzerren

Mit den Filtern im Menü zur Option *Verzerren* können Sie ein Bild auf vielfältige Weise entstellen.

Beispielsweise lassen sich mit dem Filter *Drehen und Drücken* wasserstrudelähnliche Effekte erzielen.

Über den Regler *Drehwinkel* können Sie dabei die Stärke der Drehung festlegen und mit dem Regler *Druckstärke* die Richtung und Stärke des Drucks einstellen. Hierzu stehen Ihnen ein Schieberegler und ein Eingabefeld zur Verfügung. Und schließlich können Sie mit dem Regler *Radius* noch festlegen, wie stark der Effekt des Filters ausgeführt werden soll.

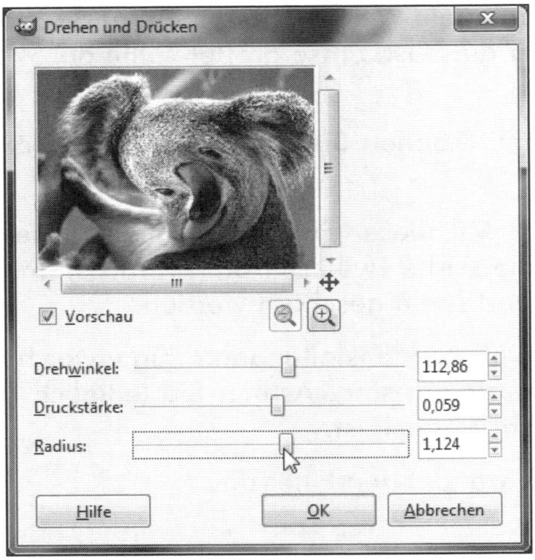

Abb. 8.8: Drehen, bis es wehtut?

Interessant ist auch der Effekt *Einrollen*. Damit können Sie das Bild mit einem Eselsohr versehen und somit die Aufmerksamkeit des Betrachters anregen.

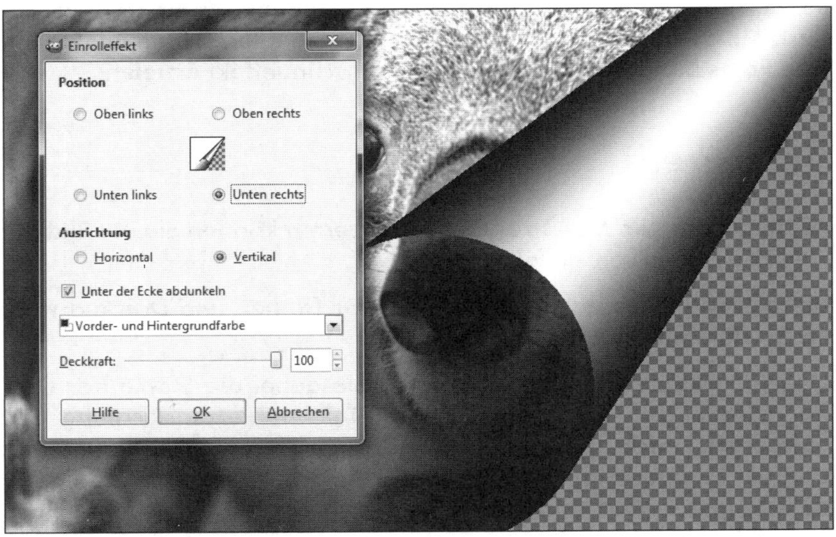

Abb. 8.9: Ein Bild mit einem Einrolleffekt versehen

Die Lage der Aufrollung stellen Sie über die Optionen im Bereich *Position* fest. Welche Farbe der aufgerollte Teil erhalten soll, legen Sie über das Listenfeld fest. Hier stehen Ihnen auch Farbverläufe zur Auswahl. Wie stark diese erscheinen sollen, regeln Sie dann mit dem Regler *Deckkraft*.

Licht und Schatten

Diese Effekte arbeiten mit dem Zusammenspiel von Licht und Schatten. Ein typischer Vertreter ist *Linsenreflex*, der verschiedene Licht- und Schatteneffekte in ein Bild zeichnet. Prominentes Beispiel sind die Lichtflecken, wie sie zum Beispiel beim Fotografieren ohne Gegenlichtblende auftreten können.

Wenn Sie diesen Filter aufgerufen haben, können Sie die *Mitte des Reflexes* entweder über die Listenfelder *X* und *Y* oder intuitiv durch Ziehen mit gedrückter Maustaste im Vorschaufeld einstellen.

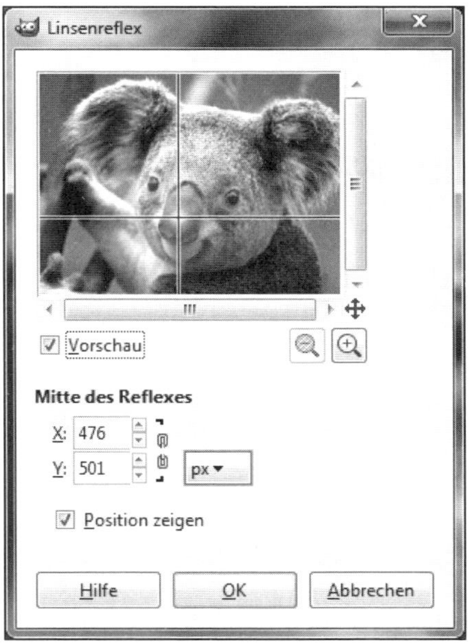

Abb. 8.10: Rudolf? (The red-nosed koala?)

Rauschen

Mit den Rauschfiltern können Sie ein Rauschen zu Bildern oder ausgewählten Bereichen hinzufügen. Als *Rauschen* wird die Verschlechterung eines digitalen Bildes bezeichnet, die durch Störungen, die keinen Bezug zum eigentlichen Bildinhalt haben, hervorgerufen wird. Das Rauschen tritt besonders stark in schlecht beleuchteten (unterbelichteten) Bildbereichen auf, da hier kein ausreichendes Licht auf den Sensor fällt.

Ein solches Bildrauschen kann man auch zur künstlerischen Gestaltung heranziehen und damit interessante Effekte erzielen.

Beispielsweise ermöglicht es Ihnen der Filter *Zufällig verwirbeln*, durch eine zufallsgestreute neue Anordnung der Bildpunkte ein Bild entsprechend zu verfremden.

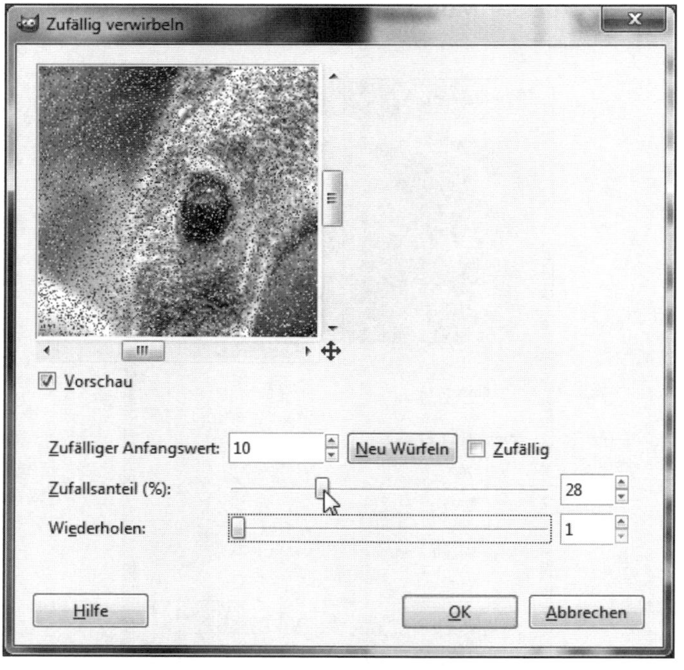

Abb. 8.11: Lassen Sie es rauschen

Kanten finden

Mit dem Kantenerkennungsfilter ist es möglich, Kanten zwischen verschiedenen Farben und die Umrisse von Objekten aus Bildern herauszuziehen.

Um den Filter einmal praktisch zu erleben, wählen Sie *Kanten finden*. Im folgenden Dialogfenster können Sie nun im Feld *Algorithmus* die Verwendung verschiedener Methoden der Kantenerkennung ausprobieren.

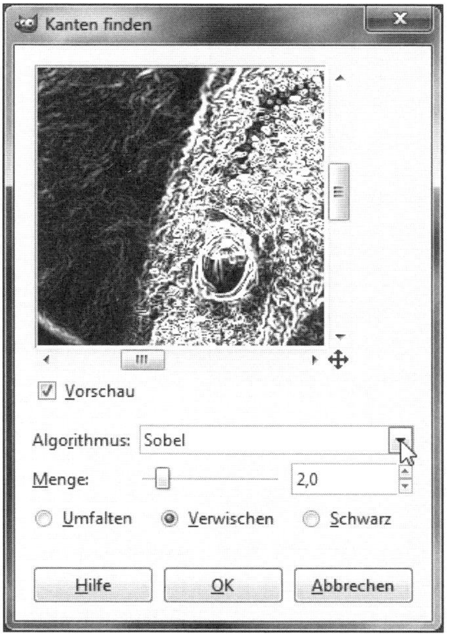

Abb. 8.12: Die Kanten stärker herausstellen

Künstlerisch

Wenn Sie ein Bild künstlerisch verfremden sollen, sollten Sie sich einmal bei den Filtern *Künstlerisch* umsehen. Dort finden Sie beispielsweise den Filter *Glasbausteine*, der das Bild so erscheinen lässt, als würde man es durch eine Wand aus Glasbausteinen betrachten.

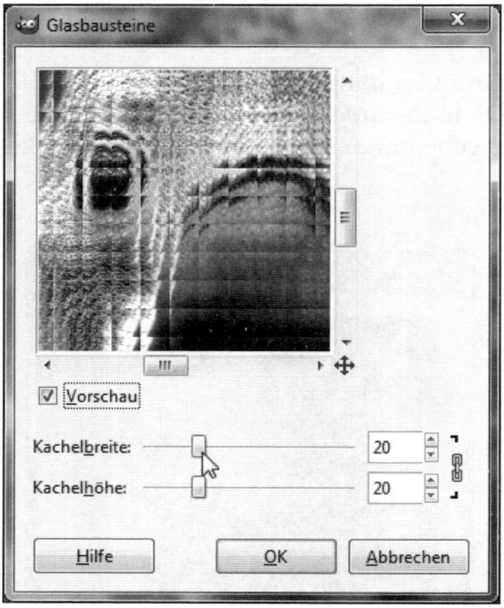

Abb. 8.13: Haben Sie den Durchblick?

Dekoration

Bei diesen Filtern handelt es sich eigentlich um Skripte, also automatische Abfolgen von einzelnen Befehlen, mit denen man beispielsweise dekorative Rahmen und interessante Effekte erzeugen kann.

Möchten Sie beispielsweise ein Bild erstellen, das wie aus einer anderen Zeit aussieht, wählen Sie *Altes Foto*.

Im folgenden Dialogfenster *Skript-Fu: Altes Foto* stellen Sie die gewünschten Änderungen ein (etwa *Sepia*) und nach einem Klick auf *OK* werden die dazu benötigten Schritte ausgeführt.

Belassen Sie das Kontrollkästchen *Mit Kopie arbeiten* aktiviert, so wird das Original nicht verändert.

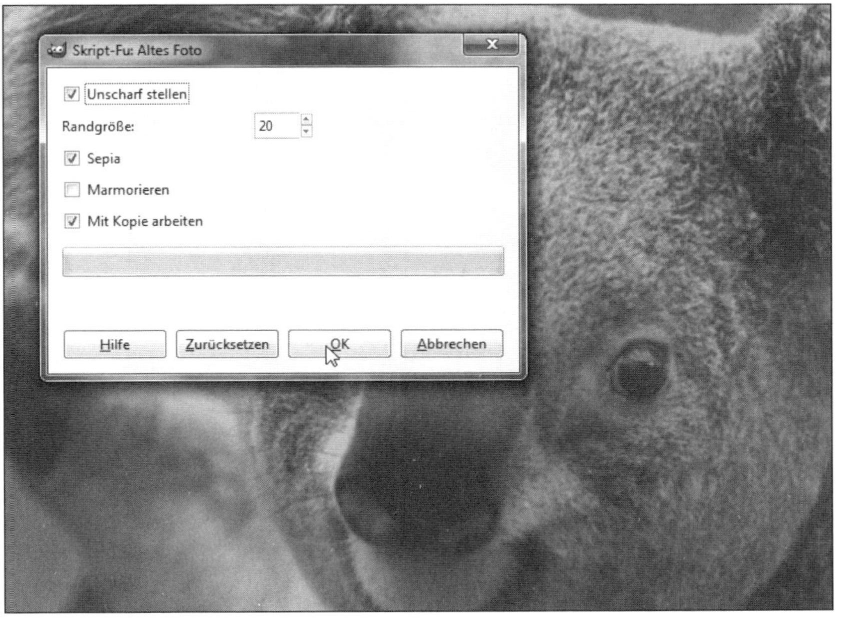

Abb. 8.14: Aus Neu mach Alt!

TIPP

Es gibt sehr viele derartige Skripte, die Ihnen die Arbeit abnehmen. Wie Sie Ihr GIMP mithilfe zahlreicher Skripte, die Sie unter anderem im Internet finden, erweitern können, erfahren Sie im letzten Kapitel dieses Buches.

Abbilden

Die Filter dieser Kategorie vervielfältigen das vorgegebene Bild. So kann man beispielsweise das Bild auf einer Karte oder einer Kugel abbilden, an einer anderen Seite desselben Bildes darstellen, viele Kopien auf der gleichen Fläche erzeugen und vieles mehr.

Beispielsweise lässt sich das aktive Bild mit dem Filter *Kleine Kacheln* dergestalt verkleinern, dass es in vielen Kopien innerhalb des Originalbildes dargestellt wird.

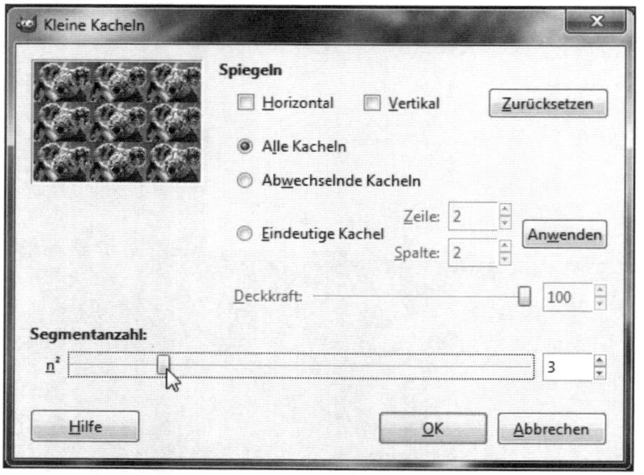

Abb. 8.15: Ideal für Passbilder

Objekte einfügen

Sie können Bilder mit Texten und geometrischen Objekten versehen und so interessante Effekte erzielen.

Text

Wenn Sie Text in einem Bild platzieren wollen, müssen Sie zunächst das Werkzeug *Text* aktivieren.

Wie Sie sicherlich bemerken, finden Sie nun in den Werkzeugoptionen die entsprechenden Felder zum Formatieren des Textes. An dieser Stelle können Sie Eigenschaften wie *Schriftart*, *Schriftgröße*, *Farbe* und *Ausrichtung* Ihres Textes festlegen.

Nehmen Sie die grundlegenden Formatierungseinstellungen vor.

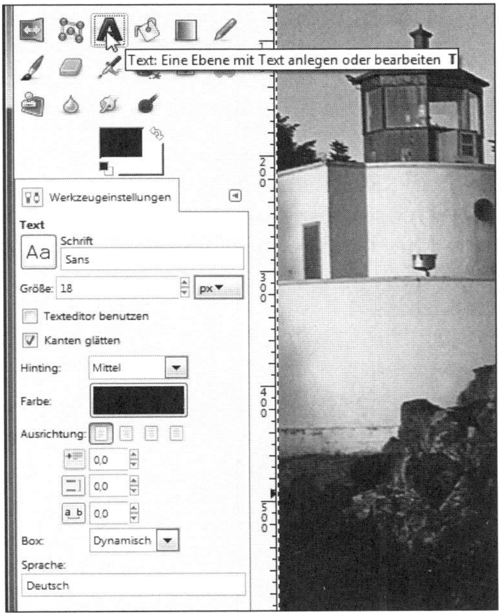

Abb. 8.16: Die Einstellmöglichkeiten für Text

Klicken Sie beispielsweise auf die Schaltfläche der aktuellen Schrift und wählen Sie die gewünschte *Schriftart* in der Liste aus. Deren Größe stellen Sie im darunter liegenden Feld ein.

Haben Sie Ihre Einstellungen gefunden, klicken Sie auf das Bild und geben den Text über die Tastatur ein.

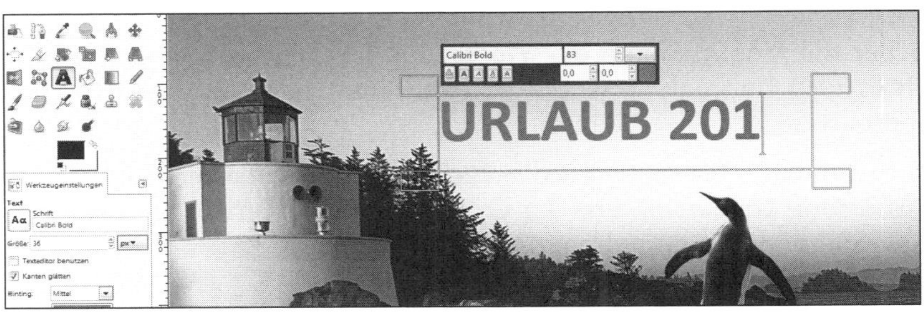

Abb. 8.17: Den Text eingeben

Wie Sie sehen, erscheint dieser in einem Rahmen. Diese Auswahl lässt sich wie die festen Ebenen mithilfe der Griffbereiche durch einfaches Anklicken anpassen bzw. verschieben. Zusätzlich wird eine Schnellformatleiste angezeigt, über die Sie sofort Änderungswünsche erledigen können.

Jedes Textelement in GIMP wird in einer Ebene abgelegt, und Sie können den Text einer solchen Ebene auch später noch ändern. Beispielsweise können Sie nach Aktivierung des Werkzeugs *Verschieben* den Text im Bild frei bewegen.

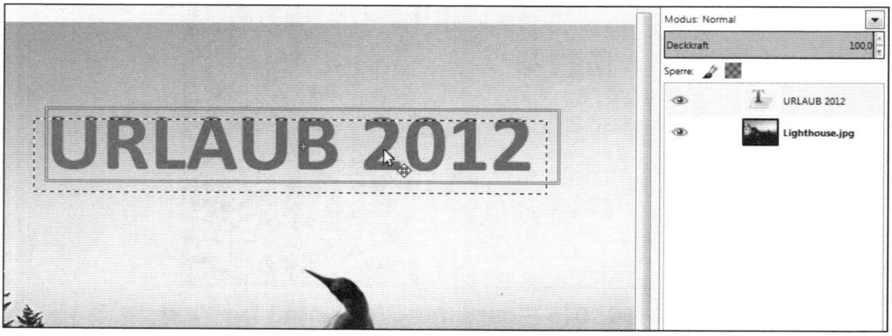

Abb. 8.18: Der Text lässt sich frei bewegen

TIPP

Um den Text zu bearbeiten, genügt es, die Auswahl erneut anzuklicken.

Über die Möglichkeiten des Werkzeugs *Text* hinaus können Sie den Text auch beispielsweise mit Farbverläufen oder Mustern verschönern.

Dazu müssen Sie zunächst die Buchstaben maskieren, was mit dem Werkzeug *Zauberstab* und der Option *Zur aktuellen Auswahl hinzufügen* am einfachsten gehen dürfte.

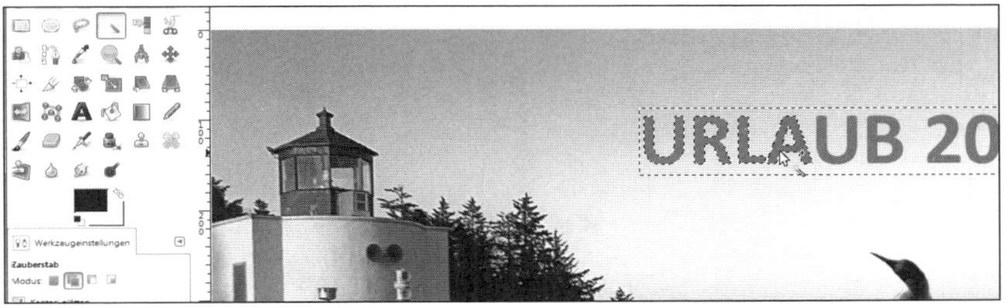

Abb. 8.19: Mit dem Werkzeug Zauberstab die Buchstaben maskieren

Anschließend müssen Sie lediglich das gewünschte Muster bzw. den Farbverlauf auf einen der maskierten Buchstaben ziehen.

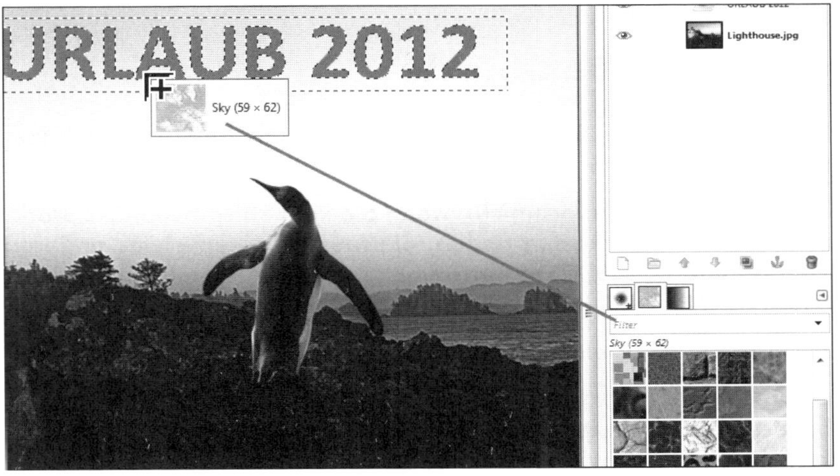

Abb. 8.20: Ein Muster zuweisen

Zum Schluss soll der Schriftzug noch ein wenig plastischer hervortreten. Dazu ist ein Schlagschatten geeignet, den Sie nach Aufruf der Befehlsfolge *Filter / Licht und Schatten / Schlagschatten* dialoggesteuert anlegen können.

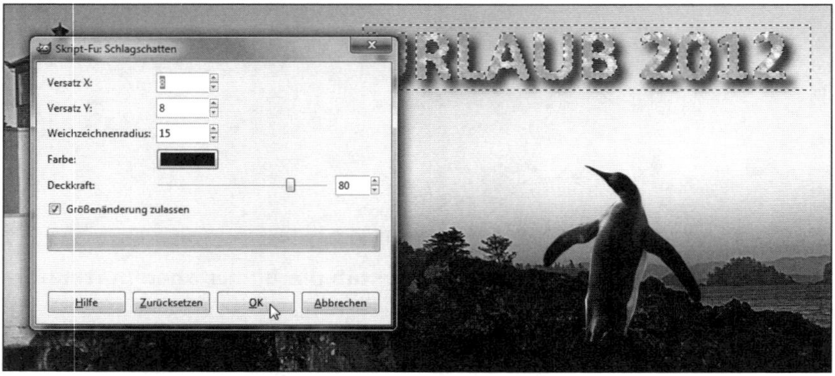

Abb. 8.21: Zum Schluss noch ein Schlagschatten

Geometrische Objekte

Neben Text können Sie ein Bild auch noch mit geometrischen Objekten versehen.

Wundern Sie sich jedoch nicht, wenn Sie kein entsprechendes Werkzeug im Werkzeugkasten finden. Sie müssen einen etwas anderen Weg gehen. Um Objekte einzufügen, wählen Sie zunächst die Befehlsfolge *Filter / Render* und dann *Gfig*.

Sie erhalten das gleichnamige Dialogfenster (siehe Abbildung 8.22).

Oberhalb der Vorschau befindet sich eine Symbolleiste. Darunter befinden sich beispielsweise Linien, Vierecke und Kreise, aber auch komplexe Figuren wie Sterne und Spiralen.

Durch einen Klick auf eines dieser Symbole aktivieren Sie die jeweiligen Objekte nebst deren Optionen. So können Sie beispielsweise über das *Farbfeld* die Linienfarbe des Objekts bestimmen. Wenn Sie eine *Füllung* wünschen, wählen Sie eine der Optionen im Listenfeld *Füllung* aus.

Manche Objekte wie der *Stern* oder die *Spirale* verfügen über zusätzliche Werkzeugoptionen, mit denen Sie deren Parameter anpassen können.

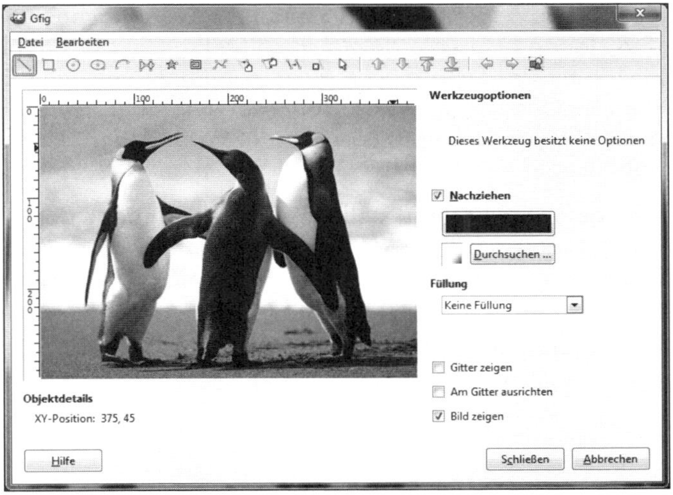

Abb. 8.22: Das Dialogfenster Gfig

Das Objekt zeichnen Sie anschließend mit gedrückter linker Maustaste in der gewünschten Größe auf dem Bild.

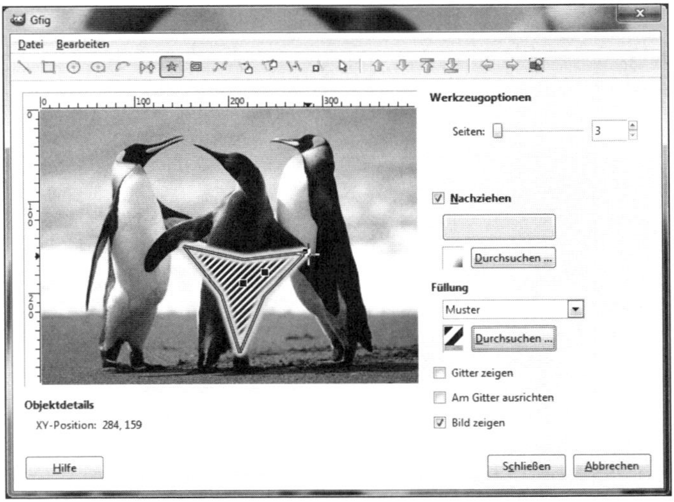

Abb. 8.23: Das Objekt aufziehen

Um die Position zu ändern, klicken Sie auf die Schaltfläche *Objekt bewegen* und ziehen es an die gewünschte Stelle. Die Größe lässt sich nach Aktivierung der Schaltfläche *Einzelnen Punkt bewegen* ändern. Sie wollen ein *Objekt kopieren*? Dann verwenden Sie die entsprechende Schaltfläche. Und zum Löschen der Form finden Sie ebenfalls eine Schaltfläche.

Jede der eingefügten Formen stellt eine neue Bildebene dar. Deshalb ist ein Übereinanderschichten der Objekte möglich. Um bequem zwischen diesen hin- und herzuwechseln, nutzen Sie die grünen Pfeilsymbole.

Wenn alle Arbeiten abgeschlossen sind, schließen Sie den Dialog mit einem Klick auf die Schaltfläche *Schließen*.

Ebenenmasken

Eine weitere schöne Möglichkeit, Bilder aufzupeppen, sind Ebenenmasken. Diese ermöglichen es, sozusagen Löcher in Ebenen hineinzuschneiden und damit darunter liegende Bilder sichtbar werden zu lassen. Auf diese Weise lassen sich Passepartouts oder Überblendungen anfertigen.

Zunächst müssen Sie eine neue Ebene per Klick auf das entsprechende Symbol erstellen.

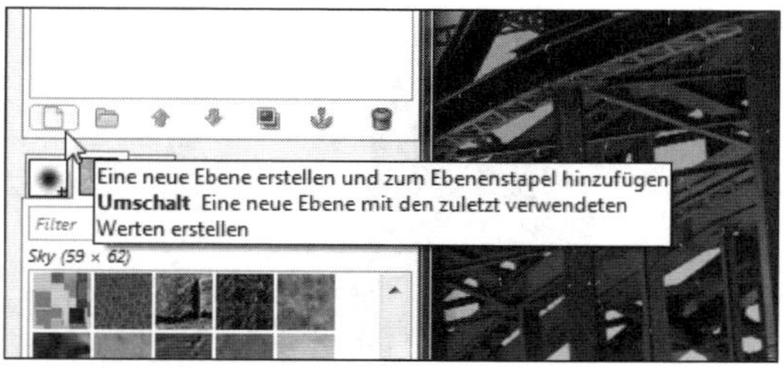

Abb. 8.24: Eine weitere Ebene erstellen

Vergeben Sie einen Ebenennamen und aktivieren Sie im Bereich *Ebenenfüllart* die Option *Vordergrundfarbe*.

Bestätigen Sie Ihre Angaben mit einem Klick auf *OK*.

Im Andockfenster *Ebenen* klicken Sie die neue Ebene mit der rechten Maustaste an und wählen im Kontextmenü den Eintrag *Ebenenmaske hinzufügen*.

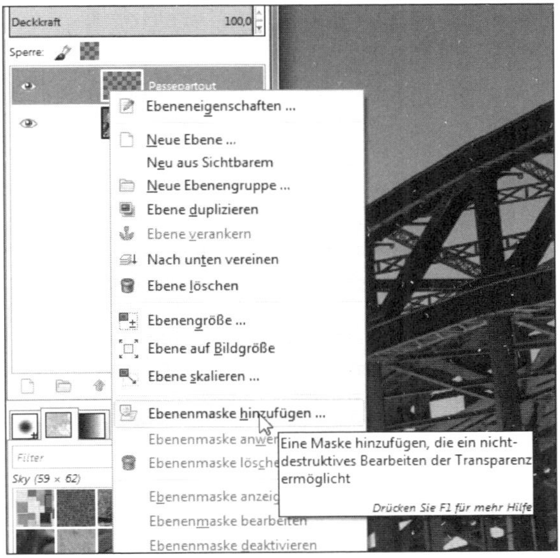

Abb. 8.25: Die Ebene mit einer Ebenenmaske versehen

Sie erhalten das gleichnamige Dialogfenster. In diesem Fenster müssen Sie eine grundsätzliche Entscheidung treffen. Möchten Sie „Löcher" in die neue Ebene schneiden, müssen Sie die Option *Weiß (volle Deckkraft)* wählen. Sollen dagegen Teile zu einer durchsichtigen Maske hinzugefügt werden, nehmen Sie die Option *Schwarz (volle Transparenz)*.

Da im Beispiel ein Bereich aus der Ebenenmaske herausgeschnitten werden soll, belassen Sie es bei der Vorgabe und bestätigen mit einem Klick auf *Hinzufügen*.

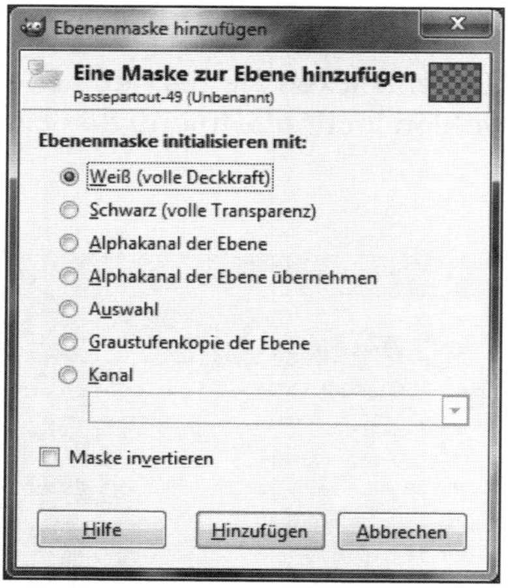

Abb. 8.26: Die Eigenschaften der Ebenenmaske festlegen

Nun muss nur noch das „Loch" angelegt werden. Dazu verwenden Sie die Zeichen- und Auswahlwerkzeuge. Dabei gilt: Verwenden Sie Schwarz, um Bereiche aus der Maske herauszuschneiden, und Weiß zum Hinzufügen.

Wenige Handgriffe später erscheint die neue Ebene als transparenter Rahmen um den Bildausschnitt. Füllen Sie den Auswahlbereich und drücken Sie dann [Entf].

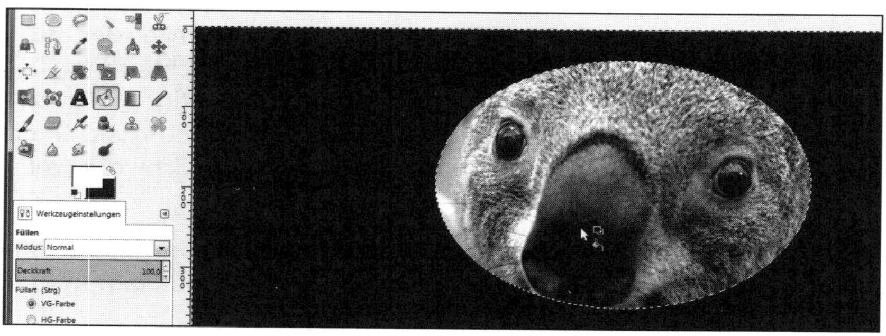

Abb. 8.27: Das Ergebnis Ihrer Mühen

9 Werkzeug- und Trickkiste

Ziele

- Das Programm an die persönlichen Bedürfnisse anpassen
- GIMP mit nützlichen Features erweitern
- Den Unterschied zwischen Speichern und Exportieren verstehen

Schritte zum Erfolg

- Die wichtigsten Einstellmöglichkeiten kennenlernen
- GIMP über das Internet mit weiteren Plug-Ins versorgen
- Bilder als Arbeitsdateien speichern
- Fertige Bilder in verschiedenen Formaten exportieren

In diesem Kapitel finden Sie Möglichkeiten, wie Sie Ihr GIMP auf Ihre Bedürfnisse zuschneiden und erweitern können. Des Weiteren finden Sie Anleitungen, wie Sie Ihre Bilder für den Interneteinsatz vorbereiten können.

Einstellungen

Beim Arbeiten mit GIMP werden Sie sich vielleicht nach einiger Zeit wünschen, dass das eine oder andere Fenster ständig vorhanden ist oder von Ihnen gewohnte Maßeinheiten oder Speicherorte ständig zur Verfügung stehen.

Diese Dinge werden im Dialogfenster *Einstellungen* geregelt, das Sie über die Befehlsfolge *Bearbeiten / Einstellungen* auf den Bildschirm holen und mit dessen Hilfe Sie Ihr GIMP in vielerlei Hinsicht an Ihre Wünsche anpassen können.

Auf der linken Seite finden Sie die verschiedenen Optionen in Gruppen zusammengefasst. Für Sie dürften dabei insbesondere folgende interessant sein oder werden:

⇨ *Umgebung*: An dieser Stelle können Sie insbesondere den Ressourcenverbrauch auf Ihren Rechner und das Verhalten beim Speichern einstellen.

⇨ *Werkzeugeinstellungen*: Hier können Sie das Verhalten der Werkzeuge anpassen und beispielsweise festlegen, ob die Einstellungen, die Sie an diesen vorgenommen haben, beim Beenden von GIMP gespeichert werden sollen.

⇨ *Werkzeugkasten*: Stellen Sie im Verlauf Ihrer Arbeiten fest, dass Sie ein Werkzeug nicht mehr benötigen oder ein anderes dafür öfters, können Sie diesen über ein Augensymbol einblenden und über kleine Pfeile die Reihenfolge ändern.

⇨ *Neues Bild*: Gerade wenn Sie öfters Bilder mit einer bestimmten Größe anfertigen, ist es hilfreich, an dieser Stelle die Bildgröße sowie die erweiterten Einstellungen vorzunehmen.

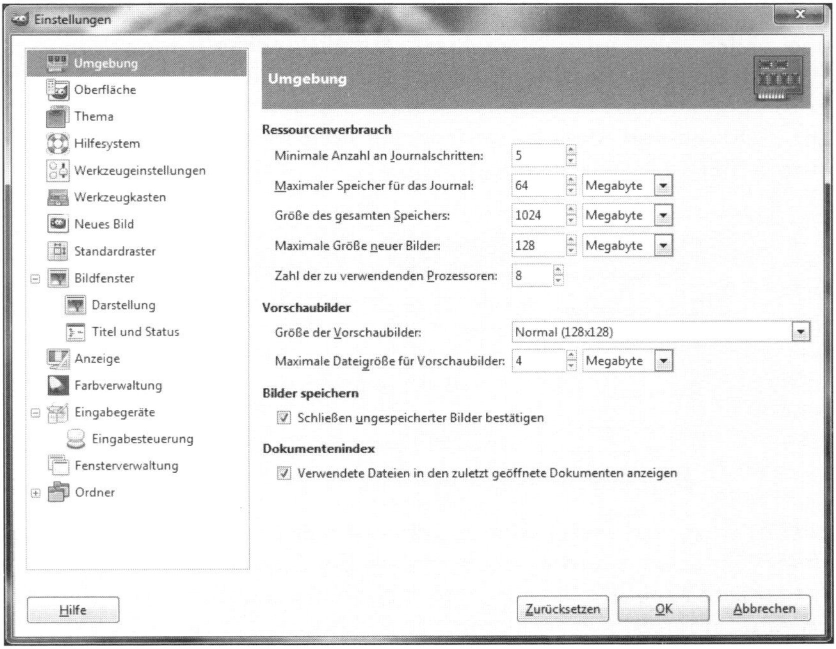

Abb. 9.1: Einstellungen für viele Zwecke

TIPP

Haben Sie es mit den Einstellungen einmal übertrieben und wünschen sich die Ausgangskonfiguration zurück, klicken Sie einfach auf die Schaltfläche *Zurücksetzen*.

GIMP erweitern

GIMP können Sie problemlos um weitere Funktionalitäten erweitern. Das geschieht mit sogenannten Plug-Ins. Bei diesen Erweiterungen handelt es sich um externe Programme, die in GIMP eingebunden werden, unter dessen Kontrolle laufen und sehr eng mit ihm zusammenarbeiten.

Einige solche Erweiterungen werden bereits mit GIMP ausgeliefert und gleich automatisch installiert. Auf die meisten dieser Plug-Ins können Sie über das Menü *Filter* zugreifen, aber einige sind auch in anderen Menüs zu finden. Oftmals werden Sie bei Verwendung gar nicht merken, dass es sich um ein Plug-In handelt, bei anderen erhalten Sie direkte Hinweise.

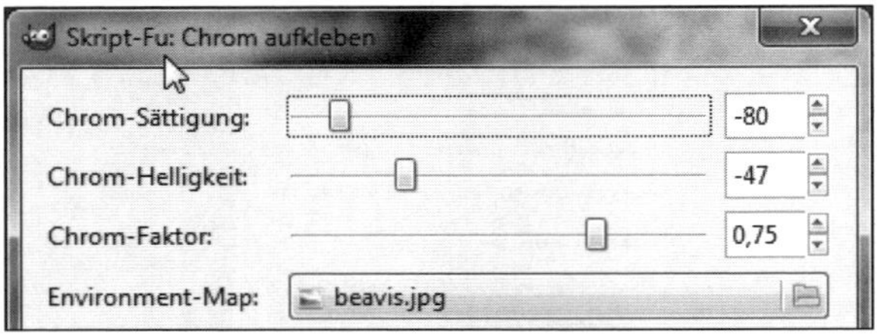

Abb. 9.2: Ein nachträglich installiertes Plug-In

Zusätzlich zu den mit GIMP ausgelieferten Erweiterungen, finden Sie viele weitere im Internet. Insbesondere die *GIMP Plugin Registry* sollte hier Ihre Anlaufstelle sein, deren Ziel eine zentrale Datenbank für Erweiterungen ist.

WEB

Sie können diese Datenbank über den Link *http://registry.gimp.org/* aufrufen. Auch wenn sie in englischer Sprache gehalten ist, werden Sie rasch fündig werden. Deutsche Plug-Ins finden Sie mithilfe Ihrer Suchmaschine, indem Sie die Begriffe `Plug-In`, `Gimp` und `deutsch` eingeben.

Stöbern Sie ruhig einmal ein bisschen in dieser Datenbank – Sie werden bestimmt einige interessante Erweiterungen finden.

Haben Sie eine Erweiterung ausgemacht, die Ihr Interesse geweckt hat, suchen Sie nach einem Bereich *Attachment*. Dieser enthält den Download-Link für das Plug-In.

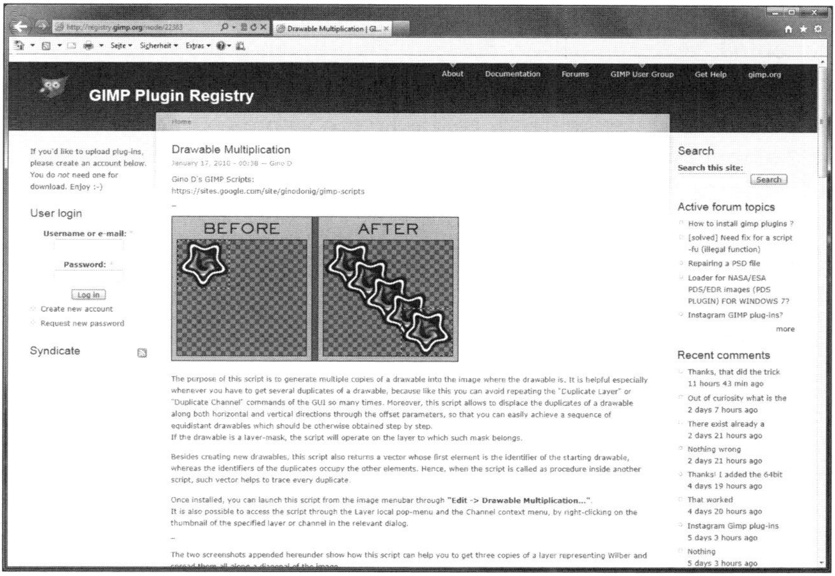

Abb. 9.3: Ein Plug-In in der Datenbank GIMP Plugin Registry

Wenn Sie den Link anklicken, wird es in einem einfachen Editor geöffnet und Sie sehen, dass diese Plug-Ins aus Befehlsfolgen bestehen. Damit können Sie aber zunächst nichts anfangen; Sie müssen das Plug-In, das die Endung *scm* trägt, herunterladen.

Klicken Sie also mit der rechten Maustaste auf den Link und wählen Sie den Kontextmenüpunkt *Ziel speichern unter*.

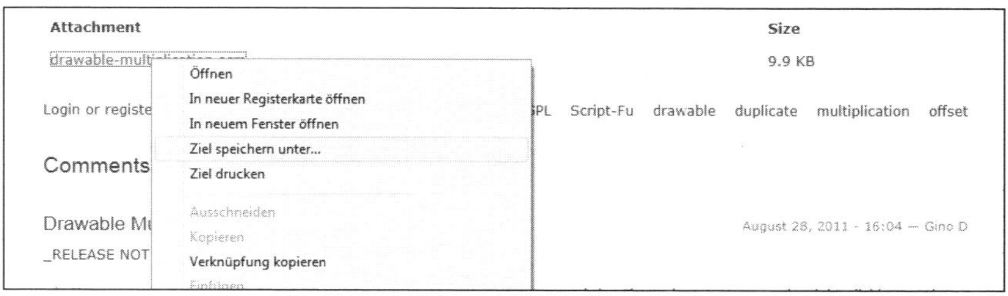

Abb. 9.4: Das Plug-In herunterladen

Nachdem die Datei heruntergeladen wurde, müssen Sie sie gegebenenfalls erst entpacken, da viele Plug-Ins in gezippter Form vorliegen.

Nun wird es etwas kniffelig. Leider lassen sich die Dateien nicht direkt einbinden, sondern Sie müssen in ein ganz spezielles Verzeichnis im GIMP-Ordner platziert werden, damit sie später beim Start des Programms geladen werden.

Begeben Sie sich als in die Dateiverwaltung und suchen Sie folgenden Pfad auf: ...*\Program Files\Gimp-2.8.0\share\gimp\2.0\scripts*.

Und genau in diesen Ordner kopieren Sie nun das Plug-In mit der Endung *scm*.

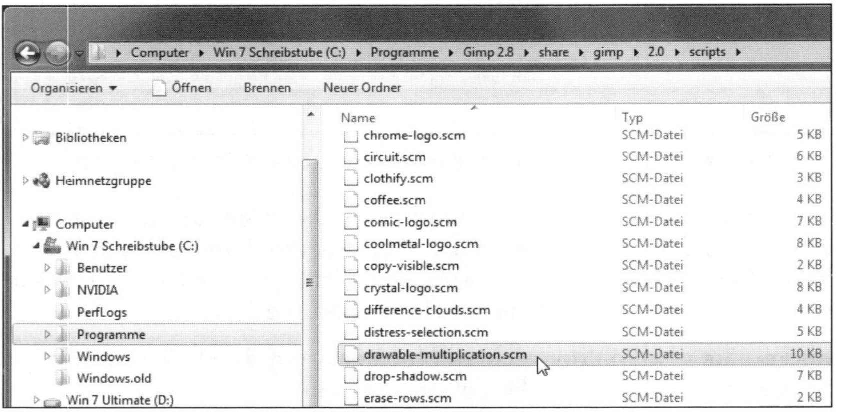

Abb. 9.5: Das Plug-In muss an diese Stelle kopiert werden

Mehr ist nicht erforderlich.

Nachdem Sie GIMP neu gestartet haben, sollten Sie einen neuen Menüeintrag ausmachen. Im Fall des Beispiel-Plug-Ins ist dieser unter *Bearbeiten* an letzter Stelle zu finden.

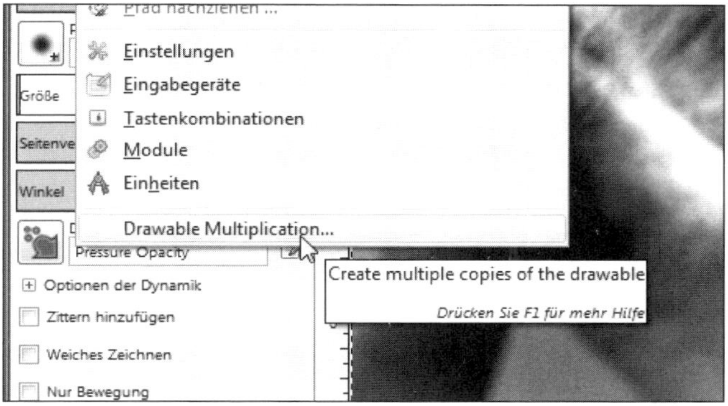

Abb. 9.6: Der neue Menüeintrag

Bilder für das Internet

Wenn Sie Fotos für Ihr Webfotoalbum oder Ihre Internetseite einsetzen wollen, ist das auch kein Problem. Sie können ohne größere Anstrengung ein Foto mit Hyperlinks zum Anklicken versehen oder lustige animierte Bildabfolgen erstellen.

Imagemaps

Bestimmt haben Sie im Internet schon einmal anklickbare Bilder entdeckt, bei denen Sie Bildbereiche anklicken konnten und dadurch bestimmte Effekte auslösten. Typische Anwendung ist ein Link zu einer anderen Webseite, die dann weiterführende Informationen enthält.

Mit dem Filter, den Sie über die Befehlsfolge *Filter / Web / Imagemap* aufrufen können, ist es möglich, mit GIMP ganz einfach solche Imagemaps zu erstellen.

Wie Sie sehen, gelangen Sie in ein eigenes umfangreiches Fenster, das Ihnen die benötigten Werkzeuge bereitstellt.

Auf der linken Seite finden Sie eine Leiste mit den Werkzeugen für die Hotspots. Das sind die Bereiche, die angeklickt werden können.

Die Arbeitsweise dieser Werkzeuge funktioniert auf ähnliche Weise. Nachdem Sie ein Werkzeug ausgewählt haben, klicken Sie auf einen Startpunkt und ziehen den Bereich auf. Einzig beim Werkzeug *Polygonen Bereich festlegen* klicken Sie punktweise. Dadurch können Sie nämlich unregelmäßige Flächen nachbilden.

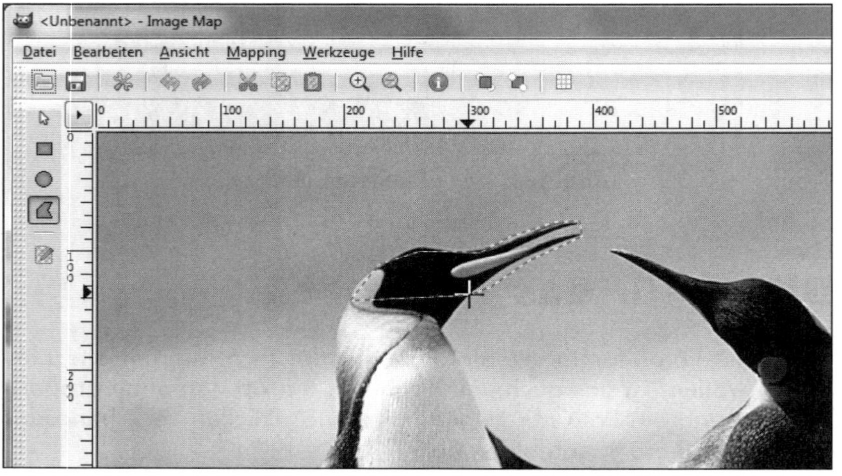

Abb. 9.7: Einen polygonförmigen Hotspot anlegen

Zum Schluss führen Sie einen Doppelklick aus, damit das Dialogfenster für die Einstellungen geöffnet wird.

In diesem können Sie nun insbesondere festlegen, was passieren soll, wenn ein Anwender später auf den Hotspot klickt. Das kann beispielsweise das Öffnen einer Internetseite sein, sodass Sie in das Feld deren Adresse eintragen.

Haben Sie alle Parameter eingegeben, bestätigen Sie mit einem Klick auf *OK*.

TIPP

Möchten Sie diese Informationen zu einem späteren Zeitpunkt bearbeiten, können Sie das mithilfe der Schaltfläche tun, die sich unterhalb der Hotspot-Werkzeuge befindet.

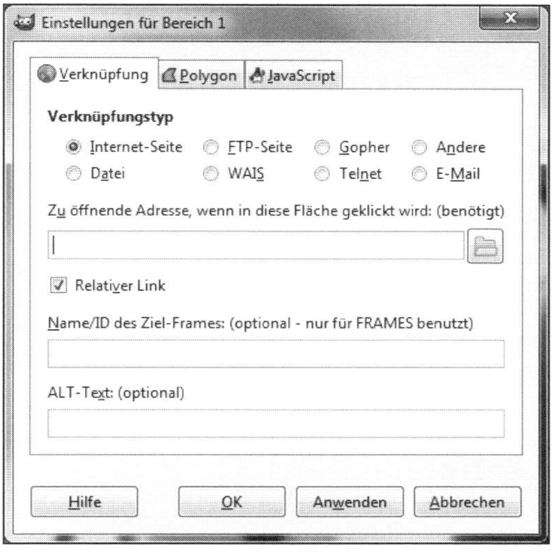

Abb. 9.8: Die Einstellungen für den Hotspot vornehmen

Möchten Sie den anklickbaren Bereich verschieben oder bearbeiten, aktivieren Sie das Werkzeug *Vorhandenen Bereich auswählen*.

Wenn Sie damit innerhalb des Bereichs klicken, können Sie ihn mit gedrückter Maustaste verschieben. Möchten Sie eine Strecke ändern, zeigen Sie auf einen der quadratischen Anfasser und ziehen ihn in die entsprechende Richtung.

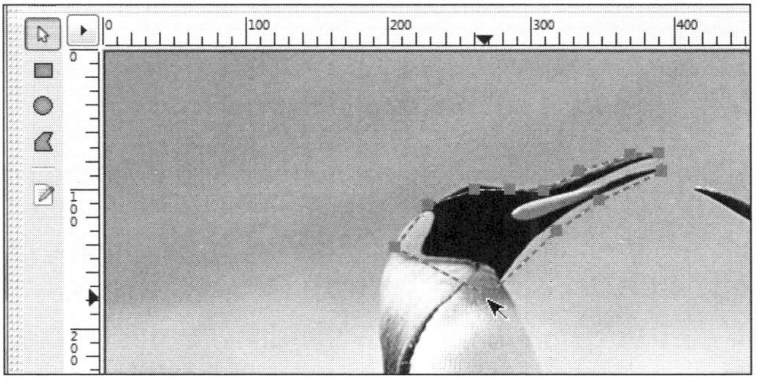

Abb. 9.9: Den Bereich bearbeiten

Auf diese Weise können Sie nun weitere Bereiche anlegen.

Ist alles beisammen, müssen Sie die Imagemap nur noch abspeichern.

Klicken Sie dazu auf das Diskettensymbol bzw. rufen Sie die Befehlsfolge *Datei / Speichern unter* auf. Im folgenden Dialogfenster stellen Sie den Speicherpfad ein und vergeben einen entsprechenden Namen.

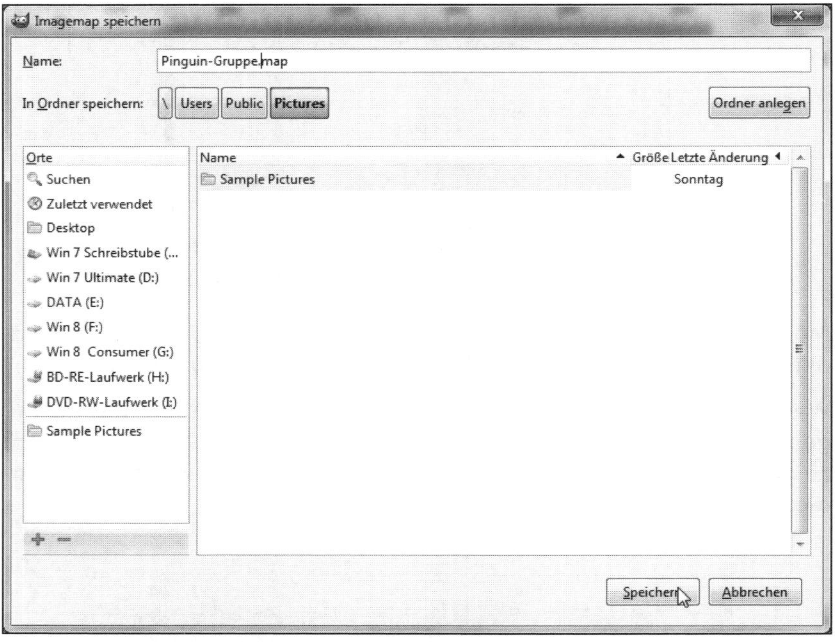

Abb. 9.10: Die Imagemap speichern

Nachdem Sie auf *Speichern* geklickt haben, wird die Arbeitsdatei der Imagemap gespeichert. Diese ist jedoch nicht in einem Browser lauffähig, weil sie ja eben nur die Arbeitsdatei ist. Vielmehr enthält sie den benötigten HTML-Code in Textform.

Um an diesen zu gelangen, öffnen Sie diese Datei in einem einfachen Editor.

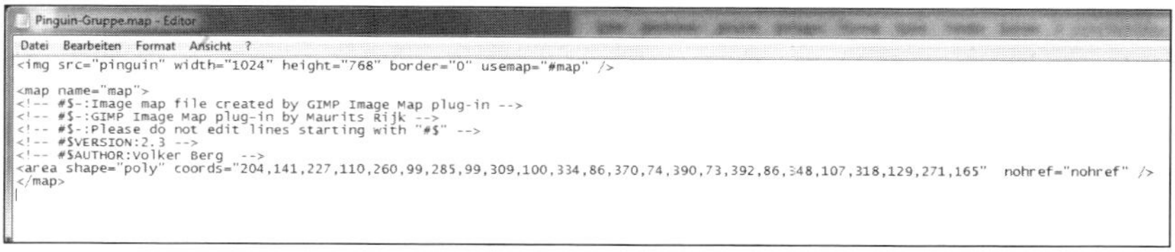

Abb. 9.11: Die Datei in einem einfachen Editor geöffnet

Nun müssen Sie nur noch den Code in Ihre Webseite hineinkopieren.

Animationen

Mit GIMP können Sie auch interessante Animationen für Ihre Webseite erstellen. Beispielsweise eine Animation, bei der das aktuelle Bild auf eine rotierende Kugel gelegt wird.

Dazu rufen Sie zunächst die Befehlsfolge *Filter / Animation / Drehender Globus* auf.

Im folgenden Dialogfenster stellen Sie die gewünschte Zahl der *Einzelbilder* ein und auch, ob Sie einen transparenten Hintergrund wünschen.

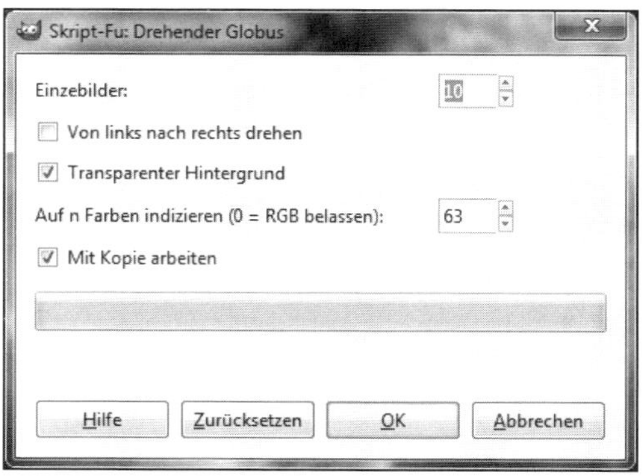

Abb. 9.12: Die Einstellungen für die Animation

Mit *OK* starten Sie die Erstellung, was eine Weile dauern kann.

Nach Abschluss präsentiert Ihnen GIMP das Ergebnis in einem neuen Register.

Diese Datei gilt es nun abzuspeichern, und zwar wie gewohnt als Arbeitsdatei über *Datei / Speichern unter*.

Um eine animierte Datei für das Internet zu erstellen, müssen Sie sie nun noch exportieren. Dazu rufen Sie die Befehlsfolge *Datei / Exportieren* auf und stellen unter *Dateityp* die Option *GIF-Bild* ein.

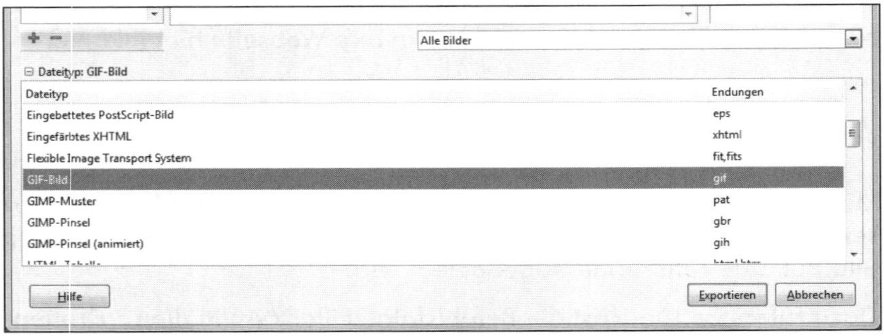

Abb. 9.13: Die Animation muss als GIF-Bild abgespeichert werden

Mit einem Klick auf *Exportieren* erscheint das Dialogfenster *Bild exportieren als GIF*, in dem Sie die genauen Spezifikationen der Animation festlegen können. In jedem Fall sollten Sie hier das Kontrollkästchen *Als Animation* aktivieren.

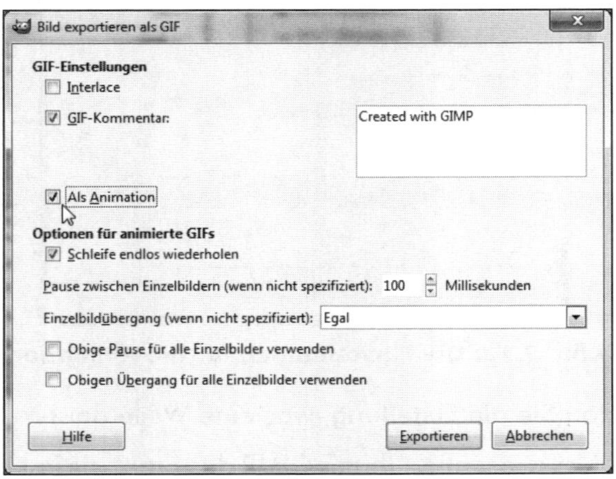

Abb. 9.14: Die Spezifikationen der Animation festlegen

Abschließend klicken Sie auf *Exportieren* und schon steht Ihnen die animierte GIF-Datei zur Verfügung, die Sie nun nur noch in Ihre Webseite einbauen müssen.

TIPP

Um die Datei schon mal vorab zu testen, genügt es, wenn Sie sie per Drag&Drop auf Ihren geöffneten Browser ziehen.

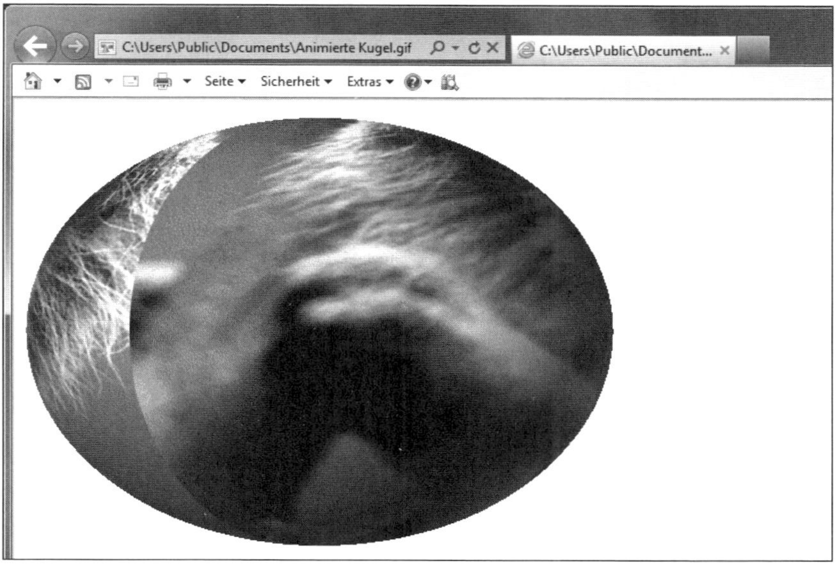

Abb. 9.15: Die Animation im Browser

Index